The Power of Vital Force:

Fuel Your Energy, Purpose, and Performance with Ancient Secrets of Breath and Meditation

當王牌律師遇見心靈大師

生命力！解鎖人生密碼

羅詩莉・帕特爾 Rajshree Patel 著 邱文心 譯

目錄

〈推薦序〉這本書、這個作者，爲你開啓生命能量的活源　廖碧蘭　009
〈推薦序〉人生不是一場向上爬的競賽，而是一場往內走的旅程　蔡秀麗　013
〈推薦序〉讀過這本書之後，你的世界會變得大不同　黃倩萍　015
〈推薦序〉一個讓你身心提升的全方位系統　戴夫・亞斯普雷　017
〈前言〉我的故事與你的旅程　021

第一部　開啓你的力量

第一章　能量，就是生命　042

生命的燃料從何而來？　044
生理電池　047
心理電池　048
情緒電池　051
靈性電池　052
創意與性愛的電池　053
高生命能量是與生俱來的　054
如何汲取源頭能量？　058

第二章　超越限制性信念　062
在你內在，也在你周遭的力量　068
提升能量即能擴展意識　070
所有人都在尋求的額外精力來源　073
邁向成功人生的祕方　075
對抗自我限制及制約　076
尋找生命之流　079
第三章　領先最先進科學的古老技巧　084
原始的正向心理學　088
第二部　過度思考與喋喋不休的念頭
第四章　心智是最大的生命能量米蟲　094
生命的七個層次　096
身體與心智的運作規則　098
心智像冰山，以三種層次運作　101
理智：控制中心　102

記憶：資料儲存中心 102
深層記憶：沉潛的心智 103
「理智」會消耗驚人的生命能量 104
人每天大約有六至八萬個念頭 106
請停止腦中過度的喋喋不休 108
優化思維能力：超越舊思考，活在當下 110
學習關掉腦中毫無意義的檔案 112
※練習：你的心智在運行哪些耗損能量的程式？ 116

第五章　別困在過去與未來 120
情緒耗竭 127
過去的情緒：憤怒光譜 129
罪惡感會蠶食鯨吞你的生命能量 132
未來的情緒：恐懼光譜 134
※練習：找到你的情緒程式 137
過去和未來都不是眞實的 138
回到當下 143

第六章 「正念」的陷阱 144

「正念」是什麼？ 146

「正念」的矛盾之處 148

「正念」與吠陀傳統 150

「當下的力量」怎麼用？ 151

停留在心智表層的「正念」修習 155

你的靈性修習有讓你更活力充沛嗎？ 157

應是「無念」，而不是「更掛念」 159

第三部 讓身心重新開機與充電

第七章 「呼吸」是生命的祕密 164

困在生存模式中會耗盡生命能量 166

呼吸是你的充電線 168

呼吸與情緒相互連結 172

呼吸從不說謊 175

藉由呼吸清理記憶庫 179

讓你的呼吸升級 182

練習：日常生活中的呼吸技巧 183

第八章　給大忙人的靜心　187
超越不停思考的心智　190
心智完全放鬆的「心流」狀態　194
讓心智準備好靜心　198
※練習：讓心智放鬆　200
第九章　活出你的內在超能力　203
不費力地活出你的本質　206
把冰山融化　209
操守：創造與他人的和諧　210
自我修持：培養內在和諧　220
第四部　升級你的作業系統
第十章　掌握你的心態　234
你選擇了自己的毒藥　235
檢查你的作業系統　238

第十一章　從戰鬥到流動　240
成為好的能量導體　242
重新檢視「排斥」　245
排斥的會持續發生，接納的就會流動　247
你是否本著排斥的心態行事？　250
不接納的真正代價　253
主動接納的力量　256
※練習：打破排斥的牆　261

第十二章　終止渴求　262
放下目標，才能讓它顯化　266
欲望在何時算是太超過？　268
「不夠」的聲音　269
撲滅欲望大火　271
能量就是關鍵　272
※練習：終止你的渴求　274

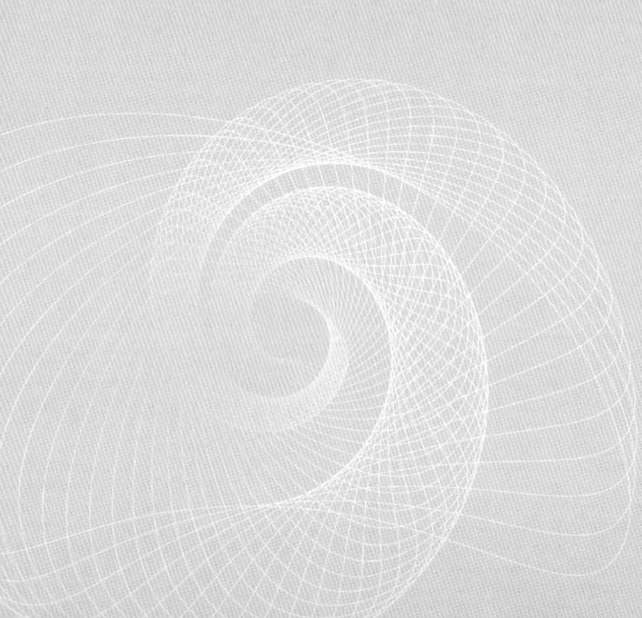

第五部　大心智

第十三章　不分歧的心智　278

接納生命的二元性　280

全新的心智　286

百分之百投入的力量　288

不好也是好　290

第十四章　萬事萬物都互相連結　295

回歸你的核心　297

你既是粒子，也是波　301

從石器時代到量子時代　304

改變看待事物的方式，就改變了生命中的一切　307

與大心智連結　310

你所見的是你自己創造的　312

後記　你尋求的一切，早就在你內在　316

〈推薦序〉

這本書、這個作者，爲你開啓生命能量的活源

廖碧蘭

我是如此幸運，一九九三年一月十三日，受到「生活的藝術」創始人古儒吉邀請，首次到印度拜訪他的靜心所。這趟旅程改寫了我的一生。五週之後，總計不到十個小時內，在我離開前，他將我訓練成一名「生活的藝術」老師。由於古儒吉的呼吸和靜心方法，我告別了長期的失眠和疲累，因此決定奉獻餘生，推廣「生活的藝術」。而這個決定距離我第一次上「生活的藝術」課程，只有四個月。在此之前，我是留美的ＭＢＡ，在美商公司擔任行銷經理，救活了公司即將死去的產品，讓國際總部決定再度投資該產品，並讓它升級。

其實在印度靜心所，古儒吉早已告訴大家，一名臺灣女孩即將到訪，還會將「生活的藝術」帶進華人世界。我到達之後，大家對我津津樂道此事。

那趟旅程，我結識了古儒吉身邊的大將，包括本書作者羅詩莉，我們經常有機會在古儒吉身旁。我所認識的羅詩莉是一位「生活的藝術」的老師、亮麗的美女、時尚華麗的富家千

金、成功的專業律師，擅長演說，教學廣受歡迎，自信而叛逆。外表看似大玩咖的她，實際接觸之後卻會被她虔信奉獻的精神與極高的覺性折服。

羅詩莉屬於純火體質，古儒吉對她因勢利導，因此她具有強大的教學能量與爆發力。二〇〇〇年元旦，「生活的藝術」在義大利舉辦千禧年避靜課程，有兩千多名來自世界各地的學員參加。大師任命她爲課程指導老師，第一堂課，她竟然大聲喝斥衆人：「你們在想什麼？你們在抱怨什麼？你們究竟爲什麼來上課？」那時許多人因長途旅行，加上天氣寒冷，以及旅店或交通的不順，處於極度抱怨的心態，突然被她強大的能量折服，頓時安定下來，千禧年課程順利開展，最後以狂喜圓滿結束。

古儒吉是吠檀多哲學大師，但他不談哲理，而是創造了許多實踐的課程，讓人提升到極高的意識境界，實際體驗哲理的精髓，而後應用在日常生活中，活出智慧。羅詩莉與我指導的避靜進階課程，就是古儒吉從吠檀多哲學「Ashtavakra Gita」（譯爲「即刻開悟」）演繹出來的實際體驗課程，不到五天的時間，就讓人有脫胎換骨的體驗與感受。有這樣的大師作後盾，不難想像羅詩莉在書中要告訴大家如何透過能量的開啓，人人都可以改善身心狀態，提升心智的表現，並做自己情緒的主人。

學習法律出身的羅詩莉，接受過周密的邏輯訓練，因此擅長以邏輯的方式詮釋形而上的知識，滿足左腦思維發達的人，找到「爲什麼」的答案。但形而上的知識若缺乏實際體驗，只會流於空談，而本書提供了許多實踐的方法，對讀者將有莫大的啓迪與幫助。

（本文作者爲華人世界「生活的藝術」創始老師、多項進階課程指導老師、「生活的藝術」遠東區臺灣總監）

〈推薦序〉

人生不是一場向上爬的競賽，而是一場往內走的旅程

蔡秀麗

接觸「生活的藝術」是在一九九九年，那年我三十歲出頭，人生正在燦爛綻放的時期，但正如這本書的作者所描述，如同大多數的一般人一樣，我也只是照著世俗常規的軌道前進，安穩卻不知爲何而活地過日子。制約的人生，就像自動導航，我過著亮麗但貧乏的都會時尚女性生活。所幸，一場轟轟烈烈的失戀，讓我的人生無預警地斷電，但也讓我從這千篇一律的生活中醒過來了！

人生其實就是一場活在當下的遊戲。本書作者用手機比喻生命：好好管理使用量，不需要用的程式就應當全部刪除，就如同昨日的記憶，該刪就刪，讓自己的生活運轉更順暢、更自由。我晚婚成家，同時又中年轉業，踏入全新陌生的數位產業，我的人生一直面對種種不可預期又耗盡能量的挑戰。回首反顧，支撐我一路走來的力量，正是本書中提到的各種充滿智慧、能提升生命能量的方法，尤其是「靜心」和「呼吸」的智慧，讓我願意全然臣服地持

續操練，是我隨身攜帶的「充電寶」。需要提升的不只是「體能」，更是要全方位地提升「心智」和「靈性」能量。而提升生命能量的方法也不是一成不變地套公式，是需要學會觀照生命能量，善巧地運用生命能量的流動。

這世界沒有界限，生活中也處處有挑戰、有風險。一旦我們學會時時刻刻、裡裡外外地充電，就放膽地去冒險、去闖吧！生命會變得很有趣的！

（本文作者爲安布思沛行銷股份有限公司執行長）

〈推薦序〉

讀過這本書之後，你的世界會變得大不同

黃倩萍

約莫六、七歲的時候，我就曾經想過，我來這世界上是爲了做什麼呢？如果有一天我死掉了、身體消失了，「我是黃倩萍」這種感覺會去哪裡？還會存在嗎？

我不敢問大人，因爲他們可能覺得我是小孩，胡言亂語，當然他們一定也沒有答案。沒想到，本書作者帕特爾也跟我一樣，小時候就有類似的疑問；原來我們都是屬於靈性感受比較強的人。這些無人能解的宇宙大謎團，等到我進入帕特爾協助創辦的組織「生活的藝術」，聽到創始人古儒吉的開示之後，我終於理解：原來我們都是來這世界上做「seva」（服務）的。

我也跟作者一樣，一開始對看不見的靈性問題有頑固的死腦筋——她是中規中矩、鑽研法條的律師，而我是一切要先去實驗，確認眞相是什麼的新聞主播。我一開始聽到古印度呼吸法跟靜心可以增加能量、開啓智慧，有的學員還說他們感受到能量在身體裡面流竄，我心裡想說：「太瞎了吧？眞假?!是自我催眠幻想的吧。」但當我持續練習一、兩年之後，雖然

還是沒有能量在身體流動的感覺，但負面情緒變得很快消失（還是會有，但是以前可能維持兩、三天，現在大概不到半小時）。此外，我也像是人生被開啓了華麗大冒險一般，突然因緣際會學了好多過去想學卻沒有機會學的課程，包括占星術、塔羅牌、跳舞，甚至隨便念念就考取了外語導遊領隊執照。而爲了上「生活的藝術」課程，我甚至專程到印度和峇里島去見古儒吉，他的幽默與智慧是如此迷人，他深邃黝黑的眼神足以令人掉入空空洞洞的境界，只能說，跟大師「確認過眼神」之後，自己都會覺得幸福感大爆發。

「生活的藝術」組織將印度幾千年的吠陀呼吸法、靜心與智慧傳授給全世界一百五十多個國家的民眾，也是全球最大的志工組織。本書作者帕特爾運用所學的技巧，產生巨大的能量，讓她展開神奇的旅程。在讀過這本書之後，相信你的世界也會變得大不同。

（本文作者爲三立新聞臺主播／主持人）

〈推薦序〉

一個讓你身心提升的全方位系統

戴夫・亞斯普雷

過去二十年來，我極盡所能，努力成爲表現更優異、更好的人。一開始，我覺得那會是在矽谷之類的地方搞出一點名堂，更努力工作與讀書、積極進取、熬夜晚睡、得到常春藤聯盟的MBA、在二十七歲之前收入百萬美元……可惜的是，我不但筋疲力盡又淒慘，更不用說感到憤怒，甚至大部分的時候沒有意識到自己在生氣。

我陸續花了超過一百萬美元來改善我的生理健康，從比細胞更小的層次，一直到最高的靈性層次。過程中，我創造了現代的生物駭客（biohacking）領域：改變身體內外在環境，使我們得以完全掌控自己的生理健康。

這甚至讓我創立了防彈公司。我的公司致力於提升人類表現（還有咖啡中的奶油），已提供大約兩億杯可以提升腦力的咖啡。我撰寫了關於腦科學的暢銷書，並且在防彈電臺（我的得獎播客）訪問數百位意識及生物學的研究者，還創立了一所提升人腦功能的腦科學機構。

而爲學習與成就帶來動力的更深層菁華，以及所有生物駭客及個人成長背後的各種結締組織，都在這本書裡。

我突破了身爲電腦駭客時所知的極限，進而展開這條路。我找了醫生和心理學家，原本以爲能夠有效提升活力與健康，然而嘗試的所有方法卻令我筋疲力盡。最後，我變得更有成就，但還是沒來由地覺得憤怒，依舊覺得很累，而且不快樂。有一天，和我在新創公司共事的印度工程師告訴我一種新的靜心法，他覺得我會喜歡，我覺得值得一試，於是就去了。那個地方都是花跟蠟燭，我到那裡的時候還是用電腦駭客多疑的腦子看待這一切。儘管課程中蘊含的寶貴事物近在眼前，我卻以先入爲主的西方觀念來批判和排斥它。

兩年後，當新創公司的執行長說：「戴夫，去參加英特爾高層之一在他家辦的高階主管靜心訓練吧！」我才重拾這件事。誰會拒絕老闆這樣的邀請呢？我花了一個週末學習來自吠陀傳統的工具（尤其是「生活的藝術」快樂課程）能夠爲我帶來什麼，而其結果就是我把那些修行法加到我的「高表現」行爲當中，並且每天實踐超過五年。

每週六早上七點，我會和其他好幾位高階主管見面，練習吠陀呼吸法和靜心法。我朋友帕拉巴卡是一位知名的企業技術長，我認爲他說得最好：「我不知道爲什麼像這樣團體一起練習呼吸法會有用，但就好像爲這一整個星期洗一次心靈的澡一樣，我工作時的狀態會更好。」

吠陀傳統古老教條中記載大量的能量管理科學，而這些呼吸和靜心練習是我的入門方式。正如你將在本書中學到的，吠檀多（意為「吠陀的終極」，被視為正統婆羅門教的六個宗派之一，是影響最大的一派）的智慧不僅僅是用來提升表現和緩解壓力的日常修行。我所學到的強大靜心法和呼吸法，幾乎不及這本書的皮毛，在本書中，你會了解一個使身心提升及人類興盛的全方位系統。

如本書所言，你或許曾把吠陀傳統視爲「古老生物駭客」；而與吠陀之時相比，我們的科技及對自身生理健康的理解已大幅提升，但這些已有數千年歷史的法則和技巧仍保有無比的智慧，其所提供用以提升身心靈的工具，依然無可匹敵。

你手中拿的這本書，蘊含了許多東方傳統的無上菁華，必須修習好幾年才能學到。不過，讀了這本書後，你能得到最珍貴的事物就是——了解到無意識的心理抗拒和掙扎會讓你做什麼都事倍功半。作者以其偉大的智慧和幽默感，幫助你了解那「名爲『心智』的機器」是如何爲你的生活製造問題，以及又該如何把你忙亂的心智關起來，開啓你的眞實力量。

我進行生物駭客多年後發現，心智與能量是一體兩面，這本書也說明得相當清楚。當你有效管理自己的心智，你的能量水準就會突飛猛進；而當你的能量水準維持高漲，你的心智表現（包括思想、情緒、覺知和觀念）都會自然而然提升。你的心態從抗拒和掙扎，轉化成接納、感激和力量，這個良性循環是達到高水準表現的最大祕密之一，而在本書中，你將學到如何掌握這種雙管齊下的方法，使你表現優異，並且越來越好。

你就是帶有無限力量及潛力的存在，解鎖這份潛力與自我提升或自我幫助無關，而是如作者所寫道：與**自我覺察**有關。「小心智」（small mind）是被過去、未來及有限心態束縛的制約思考方式與情緒，而自我覺察可以使之升級成有無限的智力、愛和潛力，即吠檀多所稱的「大心智」（Big Mind）。

深思並應用書中的寶貴知識，你將學會如何讓生命中的一切變得更不費力，人際關係、工作、家庭、創造力、幸福，甚至做出開創新局的事，而那是你過去從來不認爲自己做得到的。這不是辛勤工作或花費更多力氣達成的事，而是來自擁抱你與生俱來的力量——生命本身的能量，那份給予並維持你生命的力量。

這股能量即是**生命力**。

我邀請你以開放的心進入字裡行間，你便會知道當生活中的事物帶著自在與興奮而來時，是感覺多麼好的一件事。

（本文作者爲防彈咖啡創始人暨執行長、《紐約時報》暢銷作家）

〈前言〉

我的故事與你的旅程

一直以來，有個問題的奧祕激發我此生最強烈的熱情：**我是誰**？

在我還只是小孩的時候，就很想知道爲什麼經歷相同處境的人會往截然不同的路邁進。在成長過程中，我看遍印度農村的殘酷現實，見到許多總是餓著肚子上床睡覺的人（包括我自己也是如此），後來在他們的生命中成長茁壯，同時也有許多人看似什麼都有，卻一直活得很掙扎。大概是這個緣故，所以我開始思忖這個問題。我問自己：**究竟是自身的哪一個部分決定了生命的品質**？

身爲一個老師、講者和教練，我已經花了三十年踏遍全球，致力於人類潛能的領域。我在自己個人的生活還有與他人的接觸中，透過體驗和修行，探索大我（Self）的奧祕。「我是誰？」這個簡單的問題不僅轉化了我的日常生活、職業生涯和人際關係，也轉化了全球成千上萬人的生命，從《財富》雜誌五百大企業的執行長到家庭主婦，乃至於學生、演員、藝術家和退伍軍人。我看過一個又一個無法善用更深層潛力、力量和臨在的人，他們沒辦法如同「知道自己眞正是誰的時候」一樣使生理、心理、情緒和靈性層面茁壯發展。這就是爲什麼我寫了這本書，我想和你分享對我、還有無數在這趟大我旅程中的人而言已經證明無比珍貴的智慧與工具。

在這趟旅程中，我發現的第一件事情是：我們全都被一個漫天大謊蒙蔽。我們的父母、師長和整個社會，有意無意地灌輸我們你可以想像到的一大堆屁話，那個天大的謊言就是：我們必須努力，必須辛勤工作、認眞思考，才能成就人生中的大事。

而這些年來我學到的是，要做個眞正快樂、有連結、活力充沛與內外豐盛的人，跟你的想法或辛勞工作一點都沒有關係。看看周遭，用心看！大部分在人生中眞正成功的人（我現在講的是**人生**，不是只有工作），不會夙夜匪懈長時間辛勤工作來搞死自己，也不會浪費時間千方百計要出頭。他們創造的人生及他們的生活方式不僅僅是（甚至幾乎不是）努力工作的產物，而是別的——比把力氣花在生理或心理層面更大的事。

那是什麼呢？我們從那些內外在都眞正成功的人身上可以感受到某種神奇的特質，一種難以描述的磁場；這些人神采飛揚、朝氣蓬勃、精力充沛。我們可能會形容那是個人魅力、敢做敢當，或純粹只是種能量。但那是一種勇於追求自己目標的能力——無論「那目標」是什麼——頭腦十分清晰，而且肯定，不假思索，毫不懷疑。這種能力絕不是來自外在，而是你和我與生俱來的能力。小時候，我們的內在都擁有過這存在、這力量與活力。你無須努力去成就，只需要再恢復那狀態就可以。

內外豐盛的祕訣不在辛勞工作，或是謀略，那是生命本身——你與生俱有的生命——不費力存在的力量。正是這份內在蘊含的能量與智慧，環繞並貫穿我們存在的每個分子，我們才會是我們，以及是這樣的我們。我們只需要明白這件事，說我們擁有它，這股力量就會爲我們工作，並與我們同在。

這本書的用意是讓你在這趟旅程中重拾並讓自己擁有這份力量。我的願望和立意是希望這本書對你而言是有價值的指引，並且在你自我探索的路途中、在你一步步邁向內在的那份完美時給你支持。

✧ 關於「我是誰」的追尋

我年輕的時候，是就文化認同層面開始問「**我是誰？**」。我在烏干達出生，在印度農村及紐約市長大；我是第一代美國移民。我是誰？印度人，還是美國人？接著，我開始對身爲女人有所疑問：身爲一個女兒、一個姊妹，以及未來可能是別人的妻子，我是誰？從法學院畢業之後，我問自己：身爲一名律師，我是誰？我是一名起訴的律師還是辯護律師？問題由此開始轉向內在：**我只是我的身體嗎？我是我的思想嗎？或者，我是超越這些的存有？**

在我的年少時代，提出「我是誰」這個問題變成一種負擔，因爲我覺得自己被兩種文化身分給困住了，兩種身分我都沒辦法完全融入。一方面，我在美國長大，可以在任何時候選擇自己的人生伴侶（而且是如果你想要有人生伴侶的話）；另一方面，我的印度背景告訴我，結婚生子是人生唯一可能的路，幾乎不可能對結婚生子說「不」。

身爲家族中唯一存活的女兒，父母認爲我應該成爲什麼樣的人而帶給我的壓力和期許實在很大，而且我跟你說，我可以成爲各種人，但就不是模範的印度女孩。我總是獨立又叛逆，說話犀利，脾氣也很衝。我在古吉拉特邦的小村莊長大，我七歲的時候，阿姨在那個地方結婚。依據那時候的習俗，新娘家必須給新郎家嫁妝，每當新人繞著火堆立下婚誓的時候，新娘的家族得拿出值錢的東西，可能是一只手表或一條金項鍊，或者一個銀手鐲。當時我自己一個人坐在屋頂上看著整個場面，儀式過程中，新郎的媽媽突然說：「我們不要那個，我們要這個，不然這個婚就結不成了。」我的外婆沒辦法負擔他們的要求，這顯然讓一家人陷入了困境。當我看到這一幕，就從屋頂上面往下大喊：「我們才不要把阿姨賣掉！帶你兒子回家啦！你們才應該給我們錢！」結果我舅舅衝上來把我帶走。

大部分父母都對子女有所期待，印度的父母對子女更是有諸多期望，而聽到我說我違逆父母的期望多年，你可能不會感到驚訝。我的父母要我在上大學或對人生做任何其他安排之前結婚，因爲他們很怕我變得「太獨立」又打破傳統。結果，我沒經過他們允許，就借了助學貸款去法學院讀書。應父母的要求，我二十出頭的時候眞的去了一趟印度，想想是不是要進行包辦婚姻，但整整六天我都在問自己「我到底在這裡幹麼」，於是就放棄了。這六天，我訂下了人生的方向，決定違逆父母的心願，挑起文化戰爭。我維持單身，完成研究所學業，還跨過整個美國，搬到加州當聯邦檢察官，後來還到洛杉磯地方檢察官辦公室擔任檢察官。沒幾年之後，我的人生有了更戲劇化、更出乎意料的轉變：我拋開「刑事法律」，而貼近所謂的「自然法則」——研究身心靈的內在世界。

放掉既定框架，擺脫「印度人」「成功人士」「新移民」「律師」等框架的制約，實在不是容易的事。和你一樣，我的童年、性別、種族、創傷還有成就，種種一切塑造了一個身分認同和信念系統，讓我得以符合傳統標準並有所成就。但這些認同也變成自我潛能的限制與界限。「放下」我所認知的自我並踏出舒適圈並不簡單，不像智者和神祕主義者所言那麼容易。但現在我知道，如果要人生中發生眞正偉大的事，必須重新發現自己究竟是誰，我們必須重整自己的身分認同，超越這些來來去去的經驗的總和。我們的心智已經被既定的思考、感覺、感受和信念給制約，應該重寫程式了。

我從來不是僅憑表象就相信事情的人。身爲一名律師，證據至上：

我既不是科學家，也不是神祕主義者，但經過三十年的經驗觀察與研究，我很清楚這件事：生命是更浩瀚的，我們是更宏偉的，而非僅限於我們所見、所聽、所觸、所感。

對我來說，靈性唯一可行的語言就是我自身的經驗。在整趟旅程中，我必須爲自己而以更宏觀的角度，超越我的文化身分，超越我在人生中扮演的角色，超越物質、超越思想，最終超越我的小心智，去體驗我是誰。過程中，我發現到一股力量和潛能，不僅提升和支持著我的生命，更提升和支持了成千上萬我有幸一同前行的人。如今，「我是誰」對我而言已經不是一個疑問，而是奇蹟。

我心中實用主義的部分一直很好奇科學和神祕主義會如何回答我們是誰。當然，我既不是科學家，也不是神祕主義者，但經過這三十年的經驗觀察與研究，我很清楚這件事：生命是更浩瀚的，我們是更宏偉的，而非僅限於我們所見、所聽、所觸、所感。我知道我們同時是物質，也是能量；我們同時是身體，也是心智；我們同時運用理智，也擁有情緒；我們同時具備有形的部分，也有無形的部分；我們同時是實體，也是空間；我們透過人生的意義來尋求成功，也尋求重要性。

問題是，我們已經被制約成以單純物質的方式來體驗生命，很少佇足覺察**感覺**和**情緒**。我們不理會全世界科學家和智者千年來所論述、關於生命的一切之下潛藏的能量場和意識，我們未曾接受轉向內在的訓練。

但以前並非如此。在印度傳統中，年輕人接受十二年物質科學教育（數學、科學、閱讀和語言），同時期也接受十二年內在科學教育（靈性、心靈、心智、能量和意識）。第二所學校稱爲私塾教育（gurukula），許多古文明都盛行對自然、心智和靈性的研究，而印度從古時候就開始這樣的研究，一直到殖民時期才沒落，但那份傳統失傳已久。在現代生活中，我們被教導只要注重現實的表面，結果就是我們把自己認同的核心轉向我們所見、所聞、所觸、所感覺。我們被物質的世界吸引，大部分時候，我們一張開眼，注意力就轉向外在；閉上眼，我們沉睡，進入潛藏在表面之下，更深層、無形的生命實相。但我們必須向內觀照，才能與眞我的頻率同步，才能體認外在物質現實之下更大的潛能，與可能性的領域。

✧ 在古儒吉帶領下，體驗到自己是誰

我們通常只在遭遇危機或困難的時刻，或者因緣際會，才會轉向內在。我的狀況是兩者皆有。

我的因緣際會發生在洛杉磯的一個春天傍晚。那是一九八九年，我二十多歲的時候，正前往一個音樂會的路上（我以爲是音樂會）。當我抵達「音樂會」現場時，發現不是印度西塔琴演奏家拉維．香卡，而是靈性大師詩麗．詩麗．若威香卡（古儒吉），你可以想像當時我有多驚訝。那時候，我對上師或靈性完全沒興趣，但是誤打誤撞到了現場，而馬上離開實在很糗，所以我就坐在那裡翻白眼，內心偷偷批評大師講的大部分的話。他對人生、成功、

幸福還有現實的本質所下的注解或許都是很好的想法，但我聽起來覺得迂腐、太理想化，和地球上的現實生活有點脫節。我等等會告訴你這個命中注定的序幕的整個故事，但是現在我只先跟你說，雖然我覺得我的「判斷力不錯」，但我那時決定參加下一個週末古儒吉帶領的工作坊。

在工作坊中，我開始學習哲學與印度吠陀傳統的各項工具，尤其是從古代傳下來的一種呼吸法。隔天，發生了一件事，我想你會用「形而上的經驗」來形容，到如今我都還不知道要怎麼用言語描述。儘管文字遠遠不足以形容，但我要告訴你，我當時體驗到我是誰，超越所有可能的身分、界線和限制。大概有幾刻的時間，我體驗到無限能量、無限覺知的爆發，還有一種愛與感恩的感受，無遠弗屆、無法被限縮容納。那是一種不限於特定客體的愛，一種沒有界限的愛。

我的內心在哭泣，卻不感到悲傷。

或至少，我以為我是內心在哭泣。我沒有意識到，那一刻我在呼吸靜心的過程中哭了出來，我以為一切都只在我的腦中！那感覺起來就像我是睜開眼睛做夢，如此生動。當我終於睜開眼睛，我注意到每個人都坐直起來，已經彼此分享了經驗，而現在他們全都盯著我看，我的臉上淚水縱橫。當我環顧室內，我真的不知道自己是從我的眼睛之外向內看，還是我在自己的身體裡面，透過我的眼睛往外看。想像身處室內但所有的牆是一大扇窗戶，你幾乎不知道自己身處室內還是室外，就是這種感覺。我剛剛對於我是誰有了最清晰的體驗，那份體驗超越信仰而充滿愛與覺知，我感覺到自己可以在任何時刻處於任何空間。我第一次明白有東西能夠超越光速，就是我的心智。那是我！那是我們！我們的心智，我們的覺知，可以在任何時刻到任何地方，只不過我們專注在身體上，而感覺不到這件事。此時，我清楚地知道：**我不只是我的身體**，我是更加有力量而無法言喻的我，在這個身體內、圍繞這個身體。

我沒辦法理解這一切。這個體驗的結果我可以理解，那是一種非常清晰的感受，一種近乎超人般的自我強化能力。當我看見自己內在這份更深層的力量和潛力，所有帶來限制的信念都崩落了。就這樣，它們不復存在。我還沒意識到發生了什麼事，但我不再說「我不能」「我不會」「我不要做那件事」「我不知道行不行」。我突然重新定義了自己，而且不是依據其他信念系統來定義。我突然看見，自己可以超越任何我所能想像，或我曾經在其他人身上看過的一切。我曾經羨慕很多身爲模範或智慧領袖的人，從挺過奧斯威辛集中營的摯友，到我有雄獅精神並征服人生中最大困境的父親，再到甘地、曼德拉還有馬丁路德．金恩，這些人具備偉大靈魂，並且告訴我們世上沒有不可能。那個週末，我感覺到上述這些人擁有的，我的內在也有！我突然有了自信、清明，而且覺得我能超越想像得到的一切。

之後，我的律師腦袋還是對任何形而上的東西沒興趣。那個體驗的力量強大，不過，有一部分的我把它當成偶然的奇遇而拋諸腦後；對我而言，有趣的是隔天及接下來幾個星期工作時發生的事。

從星期一開始，我的效率爆表。過去我通常要花四小時分析、處理、整合案件檔案，現在只要一個小時就能完成；相同時間內，我的同事只能完成十到十一份檔案，但我可以自己獨力完成二十五份。心裡的碎念，也就是平時我心裡的噪音，全部蕩然無存。我完全處於顛峰狀態，甚至不假思索就能把檔案整合好。

即便如此，我還是因爲我帶去參加課程的朋友的堅持，而不情願地報名爲期十天的禁語避靜。我不是因爲想到靈性層面而參加避靜，我的主要動力是那份新得到的生產力，想像著如果我整整十天都在避靜，那之後會變得多有效率。而在我帶著目標前往課程的同時，我暗地裡想要搞清楚**自己究竟要什麼**。由於我看到的傳統印度婚姻之中，丈夫和妻子的角色相當固化，加上我看到美國的離婚率，婚姻這個概念眞是嚇死我了。我爸還是每個星期從辦公室打給我，想幫我再介紹一個新的結婚對象，但都被我拒絕了。我要專注在事業上而完全不要小孩嗎？我對這些問題沒有好的答案。

我記得洛杉磯有一家很熱門的書店叫作菩提樹，去那裡的時候，我看到有一面牆都是聖人跟智者。我自問，如果他們其中一人生在我這個年代，我會以不同的眼光看待人生嗎？但我確定那些瑜珈大師的故事只是想像與過去堆積出來的虛構故事，就像諾亞方舟或五餅二魚一樣。我從未眞正想過在這個星球上的某一個人有自我實現的可能。

如此一來，你就大概知道我參加禁語避靜，突然發生人生中最令我震撼的一次覺醒時，我的心智是處在什麼狀態。由於第一次參加工作坊的經驗，在過了三、四天之後，我發現一個全新的世界，比我以往可看見或可能了解的更廣大的世界。我體驗到覺醒的聲音，彷彿腦袋裡有一個擴音器在說：**現實，也就是我眼前所見、所觸、所感覺、所體驗的世界，只不過是我的內在對它的感知。**我看到我們每個人都在自己的內在現實中來去，就某種層面來說，這讓現實一點也不現實，無論周遭正在發生什麼事，無論它看起來有多固定或多確定，我在寂靜中聽見的是內在正在發生的事的反映。我的心智決定我在生命中如何體會，以及體會到什麼，而不是其他任何事物決定。

從那一刻起，我開始享受通往內在的旅程，但心中不是完全沒有衝突。那樣的旅程代表我需要全力奮鬥，打破我心中帶來制約和限制的信念系統。智者說，你必須「放下自我」才能探索、實行，還有變得偉大。嗯，我跟你說，放下自我對我來說眞的超難，因爲我有一個強大的左腦。父母教導我成爲成就導向、專注於成果的務實印度女孩，但在這趟靈性旅程中，我強迫自己從這樣的框架擴展出去的每一步，那理性、懷疑、律師的腦袋都在挑戰我。我被父母訓練得非常非常之好，而要在外在世界有所成就，這樣的訓練對我來說很受用，我也持續遵循著；但眞正更深入加速我的成功、深層的喜悅及人生重要性的，卻是一套幫助我在內在世界找到方向的全新工具、觀點和智慧。

我又再次挑戰了父母，突然離開法律職涯——我是說突然喔。禁語避靜之後，古儒吉邀請我到印度去，於是我計畫在邁入而立之年，以及承擔所有成年生活的重擔之前，讓我自己放六個星期的「假」。嗯，結果六個星期變成五年，我研究和教導靜心、呼吸法還有吠陀哲學。我的父母覺得我瘋了，「你幹了什麼?!脫離你的專業？根本瘋了！」而且我跑去印度，印度的所有地方！他們離開印度到了美國，結果我跑回去偏遠的小村莊靜坐、無所事事一整天。對他們來說，我就是這樣子。

✧協助擴展「生活的藝術」

之後的幾年內，我陸續協助擴展古儒吉創辦的組織——「生活的藝術」（The Art of Living）基金會，致力於分享吠陀傳統的智慧與技巧，幫助人們活出更快樂、更成功、更平安的人生。我建立了一個基本架構，在世界各地快速開展一個又一個「生活的藝術」中心，而有顯著的成長。我從印度前往香港、日本、南美、歐洲和美加地區，建立越來越多新的中心，研究吠陀傳統並舉辦活動。一所中心成立之後，我就會前進下一個城市或國家，著手成立下一所中心。幾年的時光就在我旅經三十五個國家傳揚吠陀傳統、設立數百所靜心中心，以及影響成千上萬人的生命之間飛逝，每一刻都伴隨著我父母的小小聲音在我腦後說著：

「到底是哪個傢伙會跟著某個不知名的上師，還幫他在世界各地開了幾百所中心？而且還是一個單身女子？」

有一股更強大的力量推動這一切，而我與這份力量有所連結。我的能量正以我過去不曾體驗到的頻率脈動和振動著。我的無線電頻率對上了，我會遇到對的人，而且該發生的事就會發生。沒有活動企畫人員，沒有行銷，沒有資源，我每天籌畫並教授三門課程，而且每一門課程有三百個人參與。

短短幾年內，一個名爲生活的藝術的「新創」機構由印度拓展到全球規模，爲所有年齡層、在生命各個階段的人服務。我繼續成爲老師的老師，也發展並領導更多整合文化、領導才能、有意識教養、人際關係的目標課程，以及爲拓展人類潛能及力量而設計的其他進階課程。如今，我過去所知的小小新創機構已經推展到一百五十多個國家，全世界更有好幾萬名講師。

對我來說，實在很難量化這一切是如何發生的。「生活的藝術」由一位不知名的上師還有四位講師開始，我是四位講師的其中一位，相當幸運；而現在，我們光是在印度就有五萬名講師。當年在家鄉只有寥寥幾人認識的古儒吉，不僅是一位瑜珈大師，更是人道主義者，現在已是國際知名，並且受到數百萬人愛戴。他在全世界擔任和平大使，與國家元首合作，並協助斯里蘭卡、巴基斯坦和哥倫比亞等國家進行和平協議。

要讓這樣的事發生，我必須持續讓自己超越思考的極限。一開始對我來說，「生活的藝術」不可能變成大規模、全球性的營運單位，不僅對人們的內在生活帶來影響，也透過公益計畫在各領域向外發展，如受刑人更生復健（ＩＡＨＶ監獄新智方案）、市區青年自強方案（校園ＹＥＳ！）、退伍軍人創傷後解壓（歡迎部隊返家計畫）、災難及創傷緩解，以及基層供應食物、衣物、清潔飲水和電力。公益服務清單持續增加：種植上百萬棵樹來對抗氣候變遷、支持女性賦權等。如今我們的機構已經與當時的小小構想有天壤之別，當時我只是想和一位上師還有他的弟子一起坐在山中的茅草小屋而已；如今，這已經是一個在各層面都有驚人社會影響力且精確定義靈性的機構，願景則是期望創造一個沒有壓力、沒有暴力的世界。

> 「生命力」或「生命能量」是位於我們內在和周遭的基礎能量，帶給我們生命，並延續之。當我們運用這份力量來源，就會為生命和任何觸及的事物帶來更多能量。

但要再一次強調，不是只有我讓這一切發生的。我連接到生命的能量本身，然後它一步一步引導我，創造出這樣的人生，超越我爲自己想像的一切。聽起來可能有點詭異，甚至有點迂腐，但我從未停止當一個務實的人。即使是今日，我都還是把現在說的這份連結詮釋成一種變得更朝氣蓬勃、神采飛揚、更有生產力的方法。我在古儒吉的工作坊接軌的這份生命的力量，跟幫助我更快處理案件檔案的力量是同一回事。這股力量讓我的日常生活更加快樂、更神采飛揚、更熱情有活力，它降低了我的壓力，並且讓我更專注於當下、更有覺知。我想要的一切來自同一個來源，我所說的這股力量在吠陀傳統中稱為「生命力」或「生命能量」，這是位於我們內在和周遭的基礎能量，帶給我們生命，並延續之。當我們運用這份力量來源，就會為生命和任何觸及的事物帶來更多能量。它是我們生理和心理功能背後一股相當強大的力量。

✧本書為你帶來的旅程

從一九八九年的那次大覺醒後，我學到的是，當我們向自己的外在尋求答案時，其實我們正在體驗的事物其原因和解套方式，都在自己之內。

我們不斷追尋，想要管理周遭的人事物，以期調節內在思想、情緒、心智和感知的樣貌；我們想要追尋外在事物、情境和人的理由與因果。我們透過制約的濾鏡從自己的眼睛看出去，卻從未想過可能是**自己創造了周遭世界顯現的結果**。我們從未停下來思考，自己體驗到的限制其實是來自內在，而非外在。

當我們承認這個可能性時，它就會迫使我們對「自己無時無刻不在創造自己的現實」這件事情負起責任。這可能是難以面對的眞相，但也蘊含一個天大的祕密：**只要改變自己看待**

事物的方式，就能夠影響我們現實的本質和結果。被制約的「我」是依據他人傳達的現實、眞相、是非、什麼應該什麼不該等概念而存在的，而我們能夠改變這樣的「我」，可以突破自我信念和思考型態的限制，領會生命的更高力量——那份單純支持並提升我們的力量。

這本書提供了各種簡單不費力的工具，用來融化被制約的「我」（我把這樣的「**我**」稱爲「**心智的冰山**」），然後你就可以運用內在更強大的生命力。

這是超越思考與理性的大心智、通向無限能量和智慧源頭的實踐道途，是讓你「放下」與脫離原本軌道的方法。如此一來，偉大的事物就會發生在你的生命中，你就可以運用自己內在的生命能量，重新創造你的生命、你的現實、你的大我。

我所說的「大我」是什麼意思呢？我指的是**沒有限制**的那部分的你，那是純粹的潛力。吠陀傳統說「大我」有三個特質：無限能量、無限智慧或知曉，以及可稱之爲「愛」「連結」或「歸屬」的無限潛力。吠陀傳統用「薩其阿南達」（satchitananda）這個字來描述這三種特質，意即「存在、意識、至福」，這是我曾有過的那種超越身體、思想、情緒、記憶和生命經驗範疇的體驗。我在體驗中發掘的正是「大我」——這是遠比原子還要小的層面的「我是誰」，甚至是量子層級以下的我的身分。

那份體驗如此強烈，我的理性心智只能把它當作怪異而短暫的偶然幸運，然後拋到九霄雲外，但是當我開始看到相同的大我體驗發生在數千人身上，就再也無法否認它的力量。我在美國、德國、印度、南美，還有世界各地各行各業的人身上，看見大我體驗。不可否認的，我們絕對超乎自己所估量，但要意識到和體驗到我們無限的本質，就必須探究自己是如何被思考限縮。

若要觸及在你核心的更深層潛力，並且對你的人生帶來任何真正的改變，只在心智表層思考是不夠的，那只會變成理智中的一個概念。首先，你必須清理心智中舊的、阻塞的硬碟，必須讓記憶體騰出空間；你必須在冰山上鑿出一個微小裂縫，讓海水流進來。若你在圍繞冰山的意識海洋之中徜徉，它會給你十倍的力量，支持你漂浮。這本書中的工具不僅是設計來鑿出冰山裂縫，而是鑿出大峽谷一般的裂谷。讀讀這本書，即使你只使用一到兩種工具，你的想法、感覺和行動也會有所轉變。

> 我們不是試著讓自己更好，因為我們本來就已經是完美的了；我們只是剝開層層制約，揭開存在我們核心當中被遮蔽的完美，重新連結到真正的自己。

你會找到一個方法來控制內在的思想、情緒和感受；你會體驗到什麼叫作比較沒有壓力、更有效率，還有更加輕鬆；你會放下已經逝去、消逝的東西，然後活在當下；你會更加專注於現在，與自己還有周遭事物有更好的連結。當你學會把心智管理得更好，就能節省並增進自己的能量；而當你的能量上升，你的心智就自然不費力地提升，這是會在這本書中探索到的良性循環。

現在說的不是「自我幫助」或「自我提升」，而比較像是「自我實現」的過程。我們不是試著讓自己更好，因爲我們本來就已經是完美的了；我們只是剝開層層制約，揭開存在我們核心當中被遮蔽的完美，重新連結到眞正的自己。想要活出我們的核心本質、我們內在蘊藏的意識，第一步就是覺察蒙蔽和阻礙核心本質的事物。

由第一部「**開啟你的力量**」開始，讓我們重新認識什麼是「生命力」，亦即位於我們內在和周遭的生命能量。你會了解這股能量和你過去學到的能量有何不同，然後你會發現爲什麼「幫內在電池充電」有這麼重要。

在第二部「**過度思考與喋喋不休的念頭**」，你會看到整個體系當中最大的能量干擾——名爲「心智」的機器，然後我們會仔細檢視心智機器的運行方式是如何耗用我們的電池，及降低我們的潛力。

在第三部「**讓身心重新開機與充電**」中，你將學會如何使用一套簡單而有效的古老工具，來節省和充飽你內在蘊含的生命能量電池，找回自己的能力。這些技巧已經流傳數千年，可以幫助我們挖掘能量源頭，使自己的每個層面都有所提升：生理、心理、創造力和靈性。我們現在談的不只是提升能量、做所有事都變得更有效率，而是從一個更寬廣的角度，擁抱自己的眞實力量並成爲共同創造者，與生命能量本身一同讓我們的渴望顯化到物質層面。當我們與生命的流動接軌，就可以按照自己的意願，開始安排與重組圍繞在身邊的物質粒子。第九章裡頭的操守（yama）和自我修持（niyama）等體現方法，會爲我們想要顯化的意念帶來驅動力。這些體現方法幫助我們打開心，並且本著揚升的情緒和注意力行事，強化我們的意念，並給予我們重組實相的力量。

有了這些工具，我們就準備好要進入更深層了。

在第四部「**升級你的作業系統**」中，會探索我們一生都在運行的兩種核心心態，而這兩種核心心態即是我們所有不快樂的來源。我們會學到如何透過覺知的力量轉移和轉化這些心態，使心智恢復到最廣闊、提升的狀態——完全處於當下流動之中一個初學者的心。

在第五部「**大心智**」，會觸及核心——意識，或者吠檀多所稱的「薩其阿南達」。在吠陀傳統中，能量與意識是一體兩面：提升我們的內在能量，就是在擴展意識；而當我們的意識擴展，就會發現自己在生命中眞正在追尋什麼——與整體連結的感覺，成爲某種更廣大存有的一部分。

感謝你在這趟大我旅程中與我同行，這是我過去三十年來的使命。想要成功，你只需要有敞開的心，對預料之外的事抱持著期待。在這個過程中，深度的自我反思是必要的元素，所以請依照自己的步調，讓自己有空間消化這些想法，並且看看哪些部分適用於你的人生。當你的覺知開始轉化，請願意完全改變你看待自己的方式，而且當然，請記得你所需的一切已經在你之中。你不是在修補自己的任何一部分，也不是引入任何原本不存在那裡的事物，你只是單純地重新和無限的力量與潛力連結，而那正是你生而爲人與生俱來的權利。

第一部
開啟你的力量

第一章　能量，就是生命

早在我開始研究內在世界之前，我的早期法律職涯裡一個相當極端的時刻，成爲我邁向大我旅程的轉捩點。

爲了學習處理謀殺案，我在大約二十四歲時去了一個驗屍官辦公室參訪。從沒去過法醫的辦公室，抵達時也沒有任何預設想法。有人帶我往樓下走，我注意到兩旁有很多應該是被蓋住的屍體，當時我沒想太多；接著，我走進一個房間，房裡中央的桌上有一具女屍，她看起來懷著八或九個月的身孕。驗屍官開始對屍體進行傳統的Y字型解剖，當他繼續切開、檢查並測量每個器官時，我覺得自己都糊塗了。對我來說，這個女人看起來只不過是睡著了。

檢查到某一刻時，驗屍官取出她的子宮，把子宮切開並拿出一具男嬰的屍體。他抓了其中一條腿把男嬰拉出來，然後把他放在秤上，大聲說：「七點三磅。」此時此刻我的腦袋眞的打結了。他爲什麼那樣抓著寶寶？這個女人怎麼了？

她的死因是被流彈擊中心臟，然後子彈又打到寶寶的心臟。一方面，我知道她已經死了，寶寶也死了；但另一方面，我的腦袋卻無法理解死亡，她看起來就像一般的孕婦。就某種程度來說，我覺得我無法理解她已經死了的事實。此時，我開始不斷思考生與死的差別。我想的不是什麼深奧難解的問題，而是實務上的問題：**活著、有生命到底是什麼意思？**這個女人和寶寶的所有器官都健在，但她不再活著；在我看來她好像睡著了，卻顯然沒有任何動作、意識或生命力。我不禁自問：是什麼讓我們活著？**「活著」和「存在著」究竟有什麼差別？**

於是，我忍不住開始自問相同的問題：**我是怎麼過這一生的？我是有意識、全然地活著？或者就某種程度而言，我正在沉睡？**我在想，這個女人在生命逝去前是如何生活的？我很好奇她是否有真正地去生活，或只是走了個過場？在她有生之年，她真正「活」到什麼程度？我活了這麼一遭，又活得如何？

在我們繼續談下去之前，我也想請你和我一樣問自己這個問題：**此時此刻的我，覺得自己活得如何？**你是活力充沛地從床上跳起來，興奮地看著身旁的伴侶，準備迎接一天的挑戰，並感恩自己能置身在宇宙中這顆運行的星球上？或是，在面對新的一天時，你是拖著身子下床且備感壓力？你的答案不僅反映你外在生活的品質，也顯現你內在生活的品質。

✧生命的燃料從何而來？

我在驗屍官辦公室的經驗，意外觸動我更進一步探詢活著對我的意義。

我的人生什麼「都有」，卻又好像少了什麼。雖然當時的我沒有想到這一點，但其實我們內在生活的品質和腦中思考的事情，都與我們擁有的能量水準有直接關係。過去的我沒有意識到，這種讓我們保持和充滿活力的能量，也就是古老傳統所謂的「生命能量」或「生命力」，是我們都可以輕易善用的基本力量。這是一個簡單的等式：**你的能量越多，你的生命力就越強**。能量即生命，生命即能量！你的能量越多，你的心智狀態就會越正向和寬廣，你也會越內外豐盛。

我要告訴你一個天大的祕密：**一切都是能量**。我們由現代物理學得知此事，甚至在此之前，我們即因先人的智慧而明白這件事。人類——事實上是所有生命——是由電磁能量的物理單位構成。你的細胞膜天生能夠導電，你的心臟和大腦都是與電有關的系統，醫師可以用心電圖和腦波圖儀器來測量它們的電波活動。從最宏觀的層次來看，電磁能量決定了恆星和行星的運行；從最微觀的尺度看，最小的粒子——原子——是由質子和電子構成，分別帶有正電和負電能量。

若你暫停片刻想一想，就會發現能量是生活中一切事物的燃料，從植物和動物，到手機、燈泡和人體皆然。

我們做任何事顯然都需要能量，包括眨眼、走路、說話、思考、消化食物或產生創造性的突破。我們需要能量，如此生命的各個層面才得以運作，包括身體、心理、情緒、靈性和性。你越希望每個層面的運作接近理想狀態，就需要越多的生命燃料，但大部分時候，我們從未停下腳步看看生命能量和生活品質之間的關連。這聽起來理所當然，但不管在家中還是在學校，從來沒有人教我們如何善用能量，以達到最好的表現和生活品質。

能量不僅是身體的燃料，也是我們心智與情緒的。我們和能量一起振動，能量投射到言語、動作、思想、外表和感受之中。這份生命能量，這份生命力，就是「活力」本身，你挖掘和取用的多寡，會決定你內外豐盛的程度（內外豐盛意味著你正在茁壯、蓬勃發展、盛放和進化）；而你耗竭的多寡，會決定你掙扎、變得虛弱、無效率和受困的程度。

面對現狀吧：當你覺得又累又被榨乾，沒有力氣起床或覺得被日常需求給壓垮，人生究竟怎麼了真的不重要——玻璃杯看起來會空了一半。你沒辦法感覺朝氣蓬勃、神采飛揚，你的身體、腦袋與心智都沒辦法百分百發揮功能。

我們做很多事來提升自己與人生。我們上學、找到好工作、辛勤工作、閱讀自我提升的書、參加工作坊和研討會、研究各種靈修法、參與療程、實驗流行的飲食和運動，永無止境地在「生物駭客」假面之下提升自己的心智；但我們從未想過去挖掘身體、心智和生命本身的源頭。

我們在努力自我提升的過程中常遭遇一個問題：事實上，**要改變生命中的任何一個層面，都需要一定程度的能量才能開始**，你想要的改變越大，就需要越多能量！要改變任何事情，從你的飲食到健身習慣到你對職涯的態度與心態，都需要彈性、毅力、承諾、主動性和耐力。所有詞彙都只是一種狀態的描述，而這種狀態的特徵是完全充滿能量，如果我們沒有能量，就不會擁有以上任何特質；相反地，如果缺乏能量，我們會用的詞彙包括：**被困住**、**沒動力**、**沒生產力**、**沒效率**、**猶豫不前**、**疲倦不堪**，以及**被壓垮**。我們沒有能量闖過舊的思考方式和做事方法，所以大腦持續預設在最輕鬆、最舒服的狀態。我在這裡得到的結論是：你在生活中能運用的正面特質和心智狀態，與**高生命力**狀態有關；而導致你掙扎的負面特質，則與**低生命力**狀態有關。

身心綜合體基本上是一個充電電池，我們認爲這理所當然，卻還沒學會運用這點來提升生命。我們以顯而易見的方式來充電——透過食物、睡眠和運動，以及刻意使用刺激物質；而能量源頭每時每刻都在維持我們的生命力，我們卻從未學會增加對無限能量源頭的取用。讓我們一起更深入看看生命力在我們本貌的每個層面裡扮演的重要角色。

✧生理電池

我們從明顯的事實開始：你的身體就是依靠能量運行。我們知道能量是身體運動的機械性需求，身體不僅有化學反應，也會導電，而能量即是任何物理活動的燃料，從坐下、行走、眨眼、呼吸到代謝食物以生長肌肉和成長，這便是身體能夠運行其內在和外在功能的方式。

大部分人受到引導而相信，爲我們全身供給燃料的能量有三種來源：食物、睡眠和運動。你吃東西的時候，食物不僅給你熱量和營養，也給你電能，提供粒線體燃料，而粒線體是細胞的「腦」；你睡覺的時候，身體會暫時進入「休眠」模式，補充能量儲存量；你運動的時候，身體活動會觸發化學物質釋放，帶來一股能量。但請注意，單純只以食物、睡眠、運動帶來的能量有限，吃太多或吃錯食物，你會覺得更累、消耗更多；睡太久，你會頭昏腦脹又遲鈍；運動過度，你很難有力氣再活動。而想當然，如果你沒有時間睡覺、上健身房或好好吃東西，身體可以用來執行必要事項的能量就會大幅減少。

事實上，食物、睡眠和運動不是爲全身充電的唯一方法，甚至不是最有效率的方式。你喝綠色蔬果汁、上健身房，然後每晚睡上八個小時，卻還是覺得疲憊、累垮，或者不是處於最佳狀態，這是因爲你沒有爲全身補充足夠的能量，包括你的**心智**。

✧心理電池

不僅身體需要能量才能適當運作，你的心智也需要能量，才能有持續活動的燃料。在一天當中，心智活動的次數遠超過身體，動任何念頭都需要能量，感知事物、保持警覺、保持專注、構思概念、做出決策或判斷、制定策略或分析、回想資訊……這些都是需要極大燃料的電氣活動。我們都曾體驗過，在疲憊的時候，認知功能就變得一塌糊塗。當生命能量低下或無法運用時，心智便無法正常運作。

當你說你累垮了，問問自己是你的哪一部分累了。**大部分時候，累壞的是心，而不是身體**。一天當中，身心共同運作，我們以食物、睡眠和運動爲身體充電，但這不足以爲心智充電。心智活動幾乎很少休憩片刻，甚至睡覺的時候，心智仍然在運作，重複播放著白天的煩惱與焦慮。

忙碌的心智是生命能量最大的干擾。在第二部中，會由多方面深入探索失控而不斷思考的心智如何消耗能量；現在，只需要先知道我們稱爲「心智」的這部電腦不間斷地在運行，而且就像其他任何一部電腦一樣，需要仰賴電力。

知名電腦神經科學家詹姆斯．科茲洛斯基說：「大腦消耗相當大量的能量，卻什麼也沒

> 忙碌的心智是生命能量最大的干擾，心智是當成「沒有明天」一般在消耗燃料的怪獸機器。

做。」如果每一個大腦真的都是這樣，想想大腦在懷疑、批判、沮喪和無止境的反芻思考之間兜轉，不知道要耗費多少能量。大腦消耗的燃料，甚至比你整個身心綜合體其他所有部分加起來還要多。大腦每分每秒都在思考、思考、思考、計畫、計畫、計畫、煩惱、煩惱、煩惱，從不停歇，不管怎麼做，你都沒辦法讓大腦停止思考，甚至在沒有任何理由的時候，心智都還在運作。心智是當成「沒有明天」一般在消耗燃料的怪獸機器，而且它每天（或至少定期）都需要插上電源充電。在生活中，你越覺得被榨乾，越需要處理你腦袋裡頭發生的事，這是「活著」與「行屍走肉」之間的差別。

當你累壞了，心智會如何運作？首先發生的就是感知會變得負面，接著想法也會變得負面；漸漸地，你對自己還有其他人的看法變得負面，心智進入壓力模式，你會變得比較卡、適應性變差、意願比較低、脾氣差，而且信念往往變得更固執、固化、僵化。你的心理能量越低，越沒有空間容納非預期的事物，就會越希望事情能夠輕易預測；你需要事情「順你的意」；面對種種狀況，你會是反彈，而不是去應對處理；你對改變方法和合作的意願戛然而止。

想要挑戰自己的假設與信念，想要從全新的觀點看待事物，面對狀況時想要應對，而不是反彈，都需要心理空間，也就是心智中有一些空間，而心理空間只是「可運用的能量」的另一種說法。如果你充滿能量，你會更有耐心、更有意願、更靈活、更容易合作，並且能夠依照狀況改變主意和做法，心智更加「通情達理」；如果沒有充飽能量，你的心智就會困在舊的做事方法裡，最終你就需要治療或輔導，花費大量時間、金錢和能量，嘗試改變你的固執觀點。

耗竭的心智幾乎沒有空間擴展，也無法讓新事物進入，就好像當電腦硬碟滿了，運作就會開始變得很慢、無法預測，而且很容易當機。你越來越沒辦法以當下覺知、以一種「流動」的狀態運作，而這種心智狀態是最強大的。**臨在、覺知、專注、流動**——這些特質全都是心智層面有高生命力的結果。就像電腦，當我們的電池充飽電，我們會注意到心裡比較不會喋喋不休，而且不必「試圖」保持專注或清醒，就能自然又不費力地關掉思考中的心智，並打開深層覺知、直覺、洞見與清晰的力量。

如果想要你的心智不只是撐過一整天，而是達到一種極致表現的狀態，光是飲食健康、運動、睡眠充足可能是不夠的。如果想要完全專注、警覺、敏銳而有效率，你會需要爲腦袋提供穩定的燃料供應；除此之外，還需要找出**是什麼消耗了你所有的心理電力**。你必須看見當下在心智背景中有哪些不需要的程式正在運行、哪些不需要的檔案正開啓著，然後，你需要學習如何關掉消耗能量但不必要的檔案。

切記：**你的心智決定了你的生活品質，而你的能量決定了你的心智狀態**，影響比其他任何一切都來得大。心智、能量和生活品質之間的連結，是吠陀傳統最重要的一個祕密，但也是我們了解程度最低的一環。我們可以說這是生命興旺最重要的關鍵，這也就是爲什麼在這本書裡要談論這麼多關於心智的事。如果你想要增進你的能量，並提升力量與正能量，第一步就是**觀察你自己的心智**。

✧情緒電池

在任何一天之中、任何情況下，你都會遇到各式各樣正面或負面的情緒。你不曾停下來加以思索，但會感覺到這些情緒也需要很多能量。要**擁有、表達或體驗任何情緒都會消耗電力**（對！即使是**正面情緒也會**），你猜怎麼著？正如你在很多情境下感受到的，負面情緒需要並且會消耗大量的生命力，情緒越強烈，要經歷並消化這份情緒就需要越多能量，這也是爲什麼當你憂鬱、悲傷或焦慮時，會感覺這麼疲憊、沒有動力，感覺被困住，因爲你的所有能量都用來處理及「搞定」那份情緒。

但你的情緒不只會消耗能量，它們也可以產生並增加能量。正面情緒會以熱誠、喜悅、感激、愛、滿足和興奮的形式，給我們一股強烈的生命力。不過，經歷正面情緒的時候，一開始也需要一些能量——當你累壞了，就很難感覺到快樂、感激或興奮，不是嗎？歡笑、生活和愛都需要能量，如果能量低下，就沒辦法注意到最美麗的事物或欣賞最動人的禮物；沒有足夠的能量，你就只是存在，而不是眞的活著——**活著**是指能夠體驗人類所有的能力、感受與情緒，對生命中正在做的所有事情感覺到愛、喜悅、幸福、感恩、享受並活在當下，這些都需要能量。當你有足夠能量可以體驗這些情緒，你也能夠享受這些情緒帶來的能量增長，這是一個良性循環。

我們需要完全充飽電，才能經歷生命中的所有情緒，而不是困在其中。

在第二部，可以了解情緒如何嚴重耗損我們的能量水準，以及能量低下如何讓我們更深陷在這些無用的情緒中，有時甚至困住好幾年。你受到負面情緒的羈絆越嚴重，能量漏洞就越大，對整個身心系統的負擔也越大。

✧ 靈性電池

我們靈性層面的運作也需要能量。我不是在說宗教，我指的是感覺與整體有所連結，感覺到人生圓滿、有意義、有目的，而且不是以「自動導航」模式活著。對許多人而言，生命中最好的時刻是**感受到真正與生命及身邊的人連結時**，這種連結與互通的感覺正是我所稱的「靈性」。

當我們的能量耗盡，就會注意到，即使是最愛的人與最重要的事物，也都會成爲負擔。

我們陷在生活的需索和忙碌之中，把所有的焦點放在實體與物質，而快速失去評判什麼是眞正重要事物的能力。要找到自己正在做的任何事的意義或目的，就需要消耗能量。眞正體驗到「連結」和「意義」的一刻，會感受到一股強烈的能量，讓我們覺得更加圓滿與相連。這是另一個良性循環！

✧創意與性愛的電池

你的創造力，包含你的性愛能量（並且不止於此），是你對生命的熱情，而爲了創造與創新，你需要極大的能量。能量低下的時候，你會比較沒辦法受到啓發，也比較沒有熱情，反而比較像個「行屍走肉」。你的體內必須有超過最基本程度的能量，才能夠欣賞音樂、藝術、文學、戲劇和電影，更別提創作了，無論你多有創意或才華，如果你的電池剩下百分之十或二十，靈感之泉也會乾涸。無論你要進行的創意活動是性、藝術、音樂、科技創新或創意思考，能量低下就表示缺乏原創性、興奮，以及突破的時刻。

見鬼！你甚至需要一定量的能量，才能辨識和表達你的性欲或進行

> 當你讀到這裡，你的能量系統很有可能接近全空，而這正在影響你生活中其他的一切。

性行爲。如果你累了，無論你多想要發生關係，或者眼前這個人多吸引你，你會發現自己只能說：「親愛的，今晚不行。」

如你所見，身心綜合體每個層面的本質都是一個充電電池。最幸福、最成功的人有最豐沛的能量來過生活，也擁有最豐沛的生命能量，他們知道如何節省與充飽自己的電池。設計了現代交流電力系統的尼古拉．特斯拉曾說，一切都是能量、頻率和振動，運用這份生命的力量，你就能改變一切。這不是汽車和電腦如何運作，而是你如何運作與行事。從來就沒有人教導你，除了最基本的食物和睡眠以外，要如何爲你的電池充電。食物和睡眠是大部分人知道的方式，但我們將會學到更多更簡單、更有力的方法。

✧ 高生命能量是與生俱來的

當你讀到這裡，你的能量系統很有可能接近全空，而這正在影響你生活中其他的一切。當你筋疲力盡、疲憊、壓力大、沒耐性、遲鈍、沒動力、分心或過勞，你的大腦正在向你傳送一個清楚的訊息：你沒動力了！你的電力正處於極危險的低量。

我在過去三十年的工作經驗中觀察到一件事：大部分人一生中的多數時間都活在個人能量危機的狀態下，他們困在永恆的生存模式之中，只有勉強足夠的能量可以度過一天。這就好像手機電池只剩百分之十的電力，而你手邊沒有充電器，手機卻還要再撐八小時。你可以這樣撐過短期，但最終會過勞。我們在已經耗竭的身體用上咖啡因、刺激物質和腎上腺素，使自己可以稍微撐久一點點，這感覺起來像真正的能量，但長期下來，只是讓你蘊藏的內在能量消耗掉更多。長時間如此，你的系統便會當機。

你的能量水準會對你的思考、感覺與行事方式有深遠影響，進而影響你在這世界行事還有體驗人生的方式。你做的任何一件事都會注入能量，你的生活狀態會反映你的能量狀態。如果你朝氣蓬勃、神采飛揚，那麼你的人生、人際關係、事業都會充滿活力、燦爛而令人興奮；但如果你遲鈍又筋疲力盡，人生就只能差強人意了。如果要我說說這些年來學會最寶貴的一課，那就是——你的人生中如果有無法發展得越來越好的部分，原因絕對是缺乏能量……絕對！

你的人生中曾有一段時間，擁有的能量多到不知該如何運用。如果你去觀察任何小孩子，就會記得你在小時候曾擁有多少能量和活力。看看孩子充滿精力的臉龐，你可以在孩子的眼睛和笑容中看見能量，在他們具感染力的笑聲中聽見能量，也可以在他們的動作跳躍中感受到能量。你從自己的經驗知道，小孩子的生命能量遠超過任何一個大人，但其實你也曾有過這麼多的能量。一個小孩子有足夠的能量撂倒家裡的所有大

> 超級諷刺的是，我們花了數百億打造自我幫助、靈性、治療和領導能力開發的產業，有各種工具、書籍、工作坊和課程來教我們如何培養自己與生俱來的特質。

人，你可以在小嬰兒毫不費力就縈繞整個室內的咯咯聲中聽見內在蘊含的能量，他們的尖叫聲足以震撼整個房子！只要想像一下這股原始能量可以爲你的生活帶來什麼。

幼兒幾乎只吃胡蘿蔔泥與牛奶，而且他們一天絕對走不了一萬步；他們不需要藥物、高蛋白飲品、紅牛能量飲或星巴克，只需要大量休息，還有這份稱爲「源頭能量」或生命力的豐沛力量。很久很久以前，我們都擁有這份力量——不需要科學家證明這件事，你知道我在說什麼，因爲你自己就體驗過。

在人生中每個層面都超級成功的特質，你與生俱來就擁有；你以喜悅、熱情、自信、堅韌、敏捷、積極、愛、接納、力量、能量、警覺、覺知、決心等姿態進入這個世界；你是由生命力和能量構成，而不只是肉體。超級諷刺的是，我們花了數百億打造自我幫助、靈性、治療和領導能力開發的產業，有各種工具、書籍、工作坊和課程來教我們如何培養自己與生俱來的特質。這一切可以歸結成一個簡單的關鍵：生命力。學習運用在你內在蘊含的生命力量，你便可以自在地重回自我。

小孩子的心讓我們看到，心理層面處於高生命能量狀態是什麼樣子。你可以再次回想自己小時候的模樣。任何孩子的自然狀態都是充滿能量的（當然，被迫忍受創傷或疏忽等極端經驗的小孩，通常狀況非常不同，這份自然的生命力在人生早期就會被限制，但我們現在談的是每個小孩來到這個世界上所呈現的自然狀態，毫無例外），當你年紀小又充滿能量的時候，你的心智是多麼敏捷而有彈性啊，你可能把事情搞得一塌糊塗，但過沒多久又可以繼續前進。年紀小的時候，你心裡不會充滿恐懼和後悔，而是一種自由、遼闊、正向的感覺，這種感覺比你現在身爲成人所體驗到的強烈好多倍。那時候的你不會執著於昨天或煩惱明天，只存在於當下；你的心自由而不受困，即使感到悲傷或生氣，過沒多久就可以放下這些不愉快的感受；你充滿了愛與正能量，創意和熱情爆表；你不會懷疑自己，也不怕失敗或被拒絕。你的自然狀態就是自信、喜悅和好奇，這樣的心智狀態——赤子之心，或者我們也可以稱爲「初學者之心」——是高生命力的副產物，反之亦然。神采飛揚、充飽電的系統，是心智處於當下的自然結果。

赤子之心，或者高能之心的特質，就是生命、能量、正向、自信、喜悅、覺知、彈性，全部都是我所謂「有能量」的同義詞；而疲憊、憂鬱、惱怒、猜疑、不安全感、恐懼和沒效率，只是「能量耗盡」的不同說法而已。情緒的強烈程度顯示電池充飽或耗竭的程度，臨床上的憂鬱症是完全耗盡的電池，愛情則是充飽電的電池，而介於這之間的是**我還行**、**事情還順利**、**老樣子**。你的能量水準與你吸引和創造理想人生的能力之間有明確的關連，當心智有適應力和彈性，人生中的困難就能解決，而心智的適應力和彈性與你的能量水準直接相關，你有能量時就有彈性，沒有能量時就會陷入困境。

所以，你內在蘊含的這份力量發生了什麼事？它去哪裡了？

這是有點會誤導人的問題，因爲眞相是「你隨時隨地都被它圍繞著」。你正在內在生命能量的海洋中游著，它從未離你而去，只是隨著時間耗竭。我們將會詳細討論原因，但這並不表示你不能重新補足燃料。生命能量是可以再生的資源，你只需要學習如何與之連接、重新補充，並且防止它再次耗竭。如果科學對你而言很重要，別擔心，後續章節會再探討這個，但是現在，我想要你開始花點時間主動留意，當你分別在高能量和低能量的狀態下，你的健康狀況、專注力、處於當下的能力、工作表現、人際關係會有什麼不同。這非常重要，你自身的經驗會是你探索更深層內在生命力時的可靠指引。

西方社會為世界帶來電力、燈泡，以及為我們外在世界的活動提供動力的能量；而東方社會教導我們如何點亮自己的內心世界，給予我們工具，來點燃和延續內在的電力。

✧ 如何汲取源頭能量？

若要眞正爲自己的身心綜合體與生命充電，我們必須進入無限的能量源頭，這個源頭遠遠超過所有營養補給品和運動方法。我們隨時都漂浮在這份被稱爲生命力（梵語爲 Shakti，也就是能量）的力量場中，我們將其視爲「源頭能量」。它是一個場，本身就是一股正面力量，我們只是不知道如何汲取，而且從未眞正發現如何導引它。如果能夠明白這件事，那無論我們正在做什麼，都可以做得更好、更強、更快；我們不僅做「應該」做的事，也可以做「想」做的所有事。

這份內在蘊含的源頭能量，我們與生俱來的正面性，就位於我們的內在與周遭，有許多簡單的方法可以汲取它，這便是印度古老的吠陀傳統及其千年來的智慧引導我們做的事。西方社會為世界帶來電力、燈泡，以及為我們外在世界的活動提供動力的能量；而東方社會教導我們如何點亮自己的內心世界，給予我們工具，來點燃和延續內在的電力。

我喜歡把古老的吠陀傳統稱為原始的正向心理學，它提供了數千種有力工具，使我們得以運用生命能量來管理自己的心智、情緒和靈性。本書會檢視三種可以直接汲取源頭能量、智慧與正面性的強大方法。

①**呼吸並與自己的思想、情緒連結**——這是一種不費力就能釋放壓力、在生活中保持精力充沛，且心智處於平靜、在當下、喜悅狀態的方法。

②**「不費力靜心法」及它對放下創傷與舊思維模式的影響**——幫助我們活在正向、清晰、高能量的狀態。

③**心態轉變**——知曉自己如何運作，並開始重整心智。

這三種方法不僅帶來能量，更會變成我們共同創造願景、夢想及想要的生活的平臺。

請記得，在此進行的工作不是關於「自我提升」，而是關於「自我實現」。人們常常錯把我的工作視爲一種「自我幫助」，實則不然。自我幫助的整體概念暗示著我們有某個地方必須改正、有哪裡不對勁，但我相信（吠陀傳統也是這樣教導的）我們生來就沒有缺點，我們生來即是完整的——充滿力量、相互連結、喜悅、充滿活力、有創造力。正面性是我們的本質，而且從未離我們而去。當我們踏入並走過成年這趟旅程，人生的挑戰、失落和挫折會消耗我們的能量，並且爲我們原有的完美蒙上一層紗。我們越筋疲力盡，就會離自己的中心和與生俱來的能力越遠，但這層紗不過是掩蔽罷了，我們可以揭開它。

請想想這件事：你天生就擁有你在人生中需要的每一項特質。我們窮盡畢生的努力和資源來改正和提升自己，卻只發現我們其實早已擁有渴望已久的東西，這眞是天大的笑話。我們沒有意識到，源頭能量正是重啓整個身心系統的方法，而當我們這麼做，就能自然、輕鬆、不費力地重獲孩提時擁有的那些特質——讓我們找到方向、穿越人生中的混亂和挑戰所需的那些特質。

每一種自我幫助和靈性技巧的目標都是幫助你重回那個狀態、重拾那些特質，而我相信最好的答案是提升你與生俱來的生命能量，這就是你唯一需要做的！然後，能量自然會往需要它的地方去，顯化爲你想要爲自己建立、想要在人生中創造的事物。這是一個非常自然而有機的過程——也就是爲什麼你會常常聽到我用「**不費力**」這個詞。在這本書裡，你會學到如何連結和汲取那份能量，以及如何運用它，讓你從壓抑中解放。即使是壓抑也會消耗能量！

唯一的差別是，你是在用能量對抗自己，而不是以有建設性的方式傳送能量。猶豫、壓抑自己、抗拒、迴避都會消耗很多能量，但你可以用同樣的這股能量來推進自己。

想要做大夢，就需要大量能量；想要活得格局更大，也需要大量能量。這是一條不費力的路，讓你轉化人生中的任何面向；這是比較輕鬆的路，讓你接到源頭能量，與之連結，然後共同創造你想要且值得的生活。

第二章 超越限制性信念

我第一次開始探索能量的概念是在一九八九年，那完全是個意外。

我當初並沒有尋求這件事。當時，我對靈性、意識、印度上師一點興趣也沒有，如你所知，我是一個實務派、左腦取勝的律師（甚至是聯邦檢察官），這表示我的整個生活及思考方式都和事實、證據、成就與成功有關。我只相信我可以看到或摸到的東西，而且絕對沒有時間浪費在與我人生無關的空泛理論上。所有這些關於合一和提升意識的「愛與光」新時代話題，都是與眞實人生無關的事，這種感動人心的玩意兒，以及那些相信的人，在我心裡簡直是荒謬。

人們認爲印度的所有人都會靜心、瑜珈，而且都有靈性，很抱歉，我是那個戳破泡泡的人，這一切都不是眞的。在現代的印度，瑜珈和靜心常常被視爲舊世界的產物，很多人會抗拒。它們被視爲過時的處事方

我對於在那則廣告上讀到的吠陀系統一點概念也沒有，以為那是一種傳統音樂。

法，瑜珈甚至是在西方社會流行起來之後，才在印度捲土重來！所以，正如我認識的其他印度人一樣，我對所有靈性的玩意兒嗤之以鼻。

如果宇宙之手沒有介入，把我推向那裡，我最終也不會去聽古儒吉的演講。我爸打電話告訴我有另一個結婚對象時，我正好看見地板上有一本頁面皺巴巴又沾到咖啡的雜誌。我把它撿起來，準備丟掉時，看到上面有一小則吠陀大師若威・香卡的活動廣告。我以爲他是那位知名的西塔琴演奏家，就打電話到主辦單位去訂位。那時我在洛杉磯住得還不是十分自在，很希望在這場我以爲的西塔琴演奏會上可以遇見印度社區的人，並有所連結。我心想，我自己去認識某個印度人，會是一個令我父母滿意的妥協。

我對於在那則廣告上讀到的吠陀系統一點概念也沒有，以爲那是一種傳統音樂；看到「開悟大師」的字眼，我以爲只是用一種浮誇的方式說他是專家而已。然而，當我走進大廳，我感覺到有點不對勁。現場看起來跟我去過的所有音樂會都不一樣，臺上沒有喇叭也沒有麥克風，只有一張摺疊椅和一瓶花，聽眾則都戴著念珠、穿著飄逸的裙子或和睡褲一樣的褲子，而不是「普通」衣服。大家遊來蕩去，彷彿什麼也不在乎，而且還堅持不斷放送讓人心煩的擁抱。我心想，哇，這些就是這個有名音樂家的粉絲嗎？只是一群對東方音樂著迷的嬉皮？當古儒吉終於出現在臺上並坐下後，我要離開已經太遲了，而且我至少有一點好奇。我風塵僕僕到了那裡、付了停車費、走進那棟建築、選了一個位子坐下……所以我決定留下來。

管他開不開悟，我完全沒被這位「大師」打動。事後回想起來，一開始正是他的磁場、能量和聲音散發出來的沉靜與平安讓我反感。我完全無法理解，以前從未遇過如此深層的寂靜與柔和。可笑的是，我們被制約了，總是把價值、財富、成功，與辛勤工作、努力及權威連結在一起，而古儒吉不武斷、不逼迫、不費力，卻清楚、堅定而活在當下。

大部分時間我都在翻白眼，心裡默默批評他講的每一句話。如果他的點子真的這麼厲害，那他為什麼不回印度教學呢？那邊有十億人也需要幫忙。我敢說他絕對是個神棍，這一切都是屁話……諸如此類。他講述的概念既迂腐又感情用事，以我的標準而言，那些不斷熱情點頭的人實在很荒謬——完全不是我想要變成或想要相處的那種人。「這些人是太閒了吧？」我沒辦法不這樣想。

演講繼續進行，我內心的對話越來越大聲……這什麼玩意兒？對星期天的教會而言可能很棒，但跟我的人生一點關係也沒有。我真心覺得一切都是胡說八道，這種不切實際又詭異的哲學感覺虛無飄渺，與地球上的真實生活脫節，我無法將之與我在聖塔莫尼卡和檢察官辦公室的生活連結在一起，我每天可是得與罪犯打交道，還有為量刑而戰。當古儒吉談到心智的本質，告訴我們固化的限制性心態會阻礙我們體驗生命的流動時，我內心感到惱火又想爭論。我不是故意要批判，只是從來沒有接觸過心智、情緒及自我內在樣貌是人生的驅動力等概念，所以完全不買單。

你必須明白，我當時在檢察官辦公室那樣極度競爭的環境下工作，每天都在法庭裡戰鬥，已經學會永遠都要質疑人們的動機，還有永遠都要留心不被耍。我每天處理的是暴力犯罪、販毒和謀殺案，要跟證詞不斷改變的目擊者打交道，從來沒想過要關掉懷疑論的大腦。其實，我從來就沒辦法關掉忙碌的心——儘管在那之後幾天，我即將親身經歷這件事。

儘管聽講時在腦袋裡出現噪音，我還是回去參加了週末的課程。毫無意外，上師看見了我帶有敵意的能量。在課程的最後，他坐在椅子上盯著我，把身體向前傾，說了一段我永遠無法忘記的話：「來，你已經照**自己的方式**行事一輩子，如果對你而言行得通，那很好；但是再想想看，如果那眞的行得通，你現在就不會出現在這裡了。如果有什麼行不通的，你就必須改變它，對吧？你爲什麼不在家試個四十天，然後依照自己的經驗來判斷它到底可不可行？如果行不通，你可以把它丟在一旁不管；如果行得通，那就繼續看看它會爲你的人生帶來什麼改變。」

這讓我覺得是一場划算的交易。身爲律師，我明白證據的重要性。我了解自己已成年，覺得自己是一個獨立思考的人，應該能夠依據自己的經驗做出決定。依循這個邏輯，我決定接受古儒吉的挑戰，運用課程中的這些工具四十天。結果，我不必等待四十天，就看見了「不同」。

第一個週末過後，星期一我到了辦公室，忽然發現自己完全在一個所謂「**流動**」的狀態下運作。以往腦袋裡所有多餘的白噪音、長久以來的煩惱、焦慮和批判，幾乎全部不復存在，我只能把這形容爲「得心應手的境界」。不知道爲什麼，一切在我身上湧現，而不是我推動、強迫並試圖控制的，而且那只是星期一！

不知怎麼地，一切都變得不一樣了。我更加喜悅又充滿活力，可以花更少的時間做更多事。這眞是瘋了，那個課程對我做了什麼？我以更聰明、更快速的方法工作，但並沒有更辛勤。當我心中的排斥和局限的信念瓦解，我開始進入生命之流，事物開始迎向我而來。我越投入這股流動，就有更多事物來到我的生命中，就好像被磁鐵吸引一般：機會、新的合作案、同步性、預期之外的幫助。

我甚至得到一個私人法律事務所的工作機會，年薪是二十五萬美元，兩年後還有機會成爲合夥人。我沒有主動發起其中任何一件事，都是它們自己找上門的。對的人會在對的時間出現，當我需要某樣事物，就會得到幫助，這和我以往的經驗截然不同。

三十年後的現在，我想告訴你古儒吉和我說的話：「就試試看嘛。」試試以不同方式看待事物、以不同方式存在，試試這一套可以幫助你實現想要的人生的做法。雖然我建議你這麼做，但如果你不想，可以不必試到四十天，只要在你閱讀這本書的期間試試裡面提到的概念和做法就

拜託，請質疑在書中看到的一切！保持好奇心，你就會找到自己的答案。

好。保持開放的心態，暫時把你的信念放在一邊，然後以一個更宏大的方式看待你自己和整個世界。你眞的會損失什麼嗎？你「損失」來執行這些做法的時間，將會以十倍的能量回到你身上。我給你的建議是保持科學態度，在你自己身上做個實驗，然後看看會發生什麼事。畢竟，這才是眞正的科學，這就是我們所謂「空談不如實證」。

拜託，請質疑在書中讀到的一切！保持好奇心。聰明點——我所說的「聰明」是指讓你的經驗說明一切。試過這些概念還有工具，並且把它們應用在生活中，你就會找到自己的答案。你將注意到事情會在很短的時間內開始轉變，你會在短時間內開始有感覺，然後在幾天內看到成果。這就是這些概念和技巧的眞實力量：它們能夠立即轉化你感知眼前世界的方式。這也是爲什麼它們禁得起數千年的考驗，我們現在談的不是神祕主義，而是能讓你活出最高潛力的實用哲學。

我想請你探索兩個概念：「我們居住的世界有無限的能量、智慧和可能性」，以及「這個無限的能量、智慧和可能性就在你內在，而且可以被你運用」。再一次強調，我不是要你相信我說的話，而是邀請你以自己的經驗來探索。信念指的是沒有證據就接受某事物，這與我終生受到的訓練背道而馳。依據他人的標準來證明也不夠，今天證明的事往往明天又被推翻，所以最好的證明就是你自身的經驗，你在自己內在搜索到的證據。就以這個爲指引，在生活中探索能量的強大力量。

你可能必須把你的懷疑先放在一旁，捲起袖子，然後決定放手一搏，以便找到你生命中可能錯過的額外優勢。如果你想要超越目前的生活狀況，就必須做你從未做過的事，也就是願意成為一個初學者，嘗試新事物，並以開放的心接納。這些是我想要告訴你的事，我是你生命之旅的旅伴，也是親自見證數十萬人因這些古老技術、智慧及本書中的技巧而轉化的老師。

✧ 在你內在，也在你周遭的力量

讓我們更仔細檢視吠陀傳統是怎麼說這份無限能量的——這份能量會以我們在上一章討論到的很多種方式顯化。

在吠檀多學派中，生命力或生命能量有時稱為**能量**（梵語為Shakti，為避免混淆，後續部分內容直接音譯為「夏克提」），或者當其體現時，稱為**氣**（梵語為prana，也可稱為「普拉納」）。在瑜珈傳統中，夏克提是萬物起源的原始創造力（因此也稱為「源頭能量」）。它是原始的宇宙力量，使宇宙中的一切運行，是支配萬物的無形法則。它不可見，卻驅動生命的所有面向。這份能量在我們周遭，也在我們內在，它

> 我們必須發現自己的能量系統如何運作，以及如何增進與生俱來的生命能量。沒有這份能量，你這部機器甚至無法啟動，更別提以最佳性能運作。

是為我們的生理、心理、情緒、靈性、性愛和創造力的電池提供能量的源頭。

夏克提不是什麼客觀、無生命、機械性的力量，也不是什麼需要被崇拜的神祇，它有智慧與意識，也有關愛與滋養的力量。夏克提被認為是透過感官所感知到的世界的陰性法則，稍後我會解釋「陰性法則」是什麼意思，但現在重要的是了解**這是一種你可以與之連結、求助於它，並與它建立關係的力量**。你可以取用這股力量來提升你的生活，當內在這份強大陰性創造能量釋放時，我們才能充滿生命力，全然地活著，這就是我們的目標。保持開放的心，我們正依循永恆的智慧和古老而神祕的工具開闢一條新的道途，帶領我們深入未知。

若與這個能量建立關係，它會推動你、提供你燃料，並為你所用。它是一股強烈關愛、滋養的力量，能夠療癒和再生。你可能不相信這份生命力或任何宇宙意識，但我確定你知道科學社群中有很多關於能量和意識，以及量子實相本質的討論。世世代代的哲學家和神祕學家都在探討這個，而今日，神經科學家和物理學家加入了討論。如果你沒辦法接受靈性語言，就別想它了，你只要知道，愛因斯坦、特斯拉和普朗克這些天才都深陷其中，無止境地討論與實驗這份神祕生命力的本質——在所有現實之下的本質——以及圍繞著我們的智慧場域。即使還不能證明，但他們知道我們就像魚在水中一樣，在這個動態、互連的能量場之中活動。現在，我們能夠說，即使你看不見這股能量或科學上無法「證實」它，不代表它不存在；當然，也不代表它真的存在，所以我們讓這個問題保持開放。最終，你的經驗、結果，還有你對自己做的研究，對你而言就會是最好的證明。

若缺乏能量，我們就會變得遲緩又無精打采。以意志力勉勉強強撐過一天，並不是有效率或持久的解決方法。我們必須發現自己的能量系統如何運作，以及如何增進與生俱來的生命能量。沒有這份能量，你這部機器甚至無法啓動，更別提以最佳性能運作。能量低下會創造出一種**我不行**、**這太超過了**的感覺，進而創造出一種抗拒感，使心智陷入癱瘓。這份生命能量幫助我們更適當地運作，但同時，它也執行更深入的事，進入我們之內的能量源頭，讓我們能夠進入生命之流，也就是所有創造與顯化發生之處。

✧ 提升能量即能擴展意識

在這整本書之中，我會交替使用**與生俱有的能量**、**生命能量**、**生命力**、**源頭能量**及**夏克提**這些詞，所以請記得它們指的都是同一件事。吠陀傳統對生命力的概念談了很多，但這不是印度才有的概念，幾乎所有文化都用自己的語言來說明這份帶給所有生命體活力，並以動態的生命之網將我們連結起來的宇宙能量：中醫把它稱爲「氣」，是帶來生命並

> 「所有事物源於並憑藉一股力量而存在……我們必須假設這股力量背後有一個具有意識與智慧的心智（mind）存在，這個心智是所有事物的源頭。」——馬克斯．普朗克（量子物理學家暨諾貝爾獎得主）

潛藏在人體系統與大自然所有事物之下的能量，華人說氣是爲生命帶來活力的力量，是顯化在所有物質中的一種非物質要素；古希臘人將這種源頭能量稱爲「紐瑪」（古希臘文爲pneuma，爲「呼吸」「靈」或「靈魂之意」），或是哲學家芝諾所稱的「創意之火」，紐瑪被視爲構成個體和宇宙的活性成分，也是讓事物有結構的力量；即便是美國流行文化也曾談到這股神祕的生命能量，如果你有看過《星際大戰》，你就知道它稱爲「原力」——絕地武士歐比王和天行者路克完美說明：「原力給予絕地武士力量，它是所有生命體創造的一種能量場；原力包圍、滲透我們，它將整個銀河凝聚在一起。」

由量子力學得知，基本上我們無時無刻不在能量之海中漫遊。即使是大爆炸理論也說道，在宇宙初始只有純能量，爆炸之後創造了宇宙中存在的所有事物。

滲透所有事物的能量場由電子脈衝、振動與頻率組成，它不只是空無的空間，而是充滿了資訊。吠檀多說，那裡有能量，也有智慧。能量場也包含神祕主義稱爲「意識」的全知，有些吠陀大師稱之爲「大心智」，或如普朗克所言，一個具有意識與智慧的心智。這個意識在吠檀多當中也稱爲**純意識**（梵語為Shiva，為避免混淆，後續部分內容直接音譯為「希瓦」），即陽性的元素。根據吠陀文化的說法，使萬物得以建立的基礎統一力量，就是這個能量和智慧的場域，場域中包含動態能量（**夏克提**）和純淨的覺知與意識（**希瓦**），它們是一體兩面：陰性和陽性、有形與無形、顯化與未顯化、動與靜、實體與潛力。意識或智慧原本潛伏著，被啓動時就化爲能量，然後，能量可以維持在隱約或無形的狀態，或者，若能量夠密集，就可以自行轉化爲物質。這簡單說明了我們無形的意念如何由思想顯化爲物質現實。

智者說，那個場域之中包含了所有資訊，是已發生和將會發生的萬事萬物的一份紀錄。若要運用這個場域的資訊或智慧——所有清晰、直覺、洞見和頓悟時刻的源頭——你只需要把自己的心智機器調整到對的頻率。你必須清除心中的雜訊，直到你可以得到一個清晰的訊號。心智就像電腦使用無線網路，需要夠強的訊號才能夠下載資訊。本書提供的工具已被使用數千年，正是用來做這些事的方法：清除心中雜訊、得到穩定的訊號，並擴展覺知能力，讓心智得以和較寬廣的資訊場域同頻。

由擴展的意識空間當中，你可以下載關於「你是誰」的所有可能性，只需要讓你的訊號強到足以與之連接。但要怎麼做到呢？提升你的生命力，自然就會擴展你的意識，而由這個資訊場取用更多。切記，能量和內在蘊含的智慧是一體兩面：提升你的能量，你的意識就能隨之擴展；擴展你的意識，你的能量自然就會提升。本書就包含處理這兩個面向的工具。

能量和內在蘊含的智慧是一體兩面：提升你的能量，你的意識就能隨之擴展；擴展你的意識，你的能量自然就會提升。

✧所有人都在尋求的額外精力來源

所以，在你稱爲「我」的這部身心機器當中，哪裡可以找到這股生命力呢？它並非獨立存在於你的大腦或身體的某個特定部位；反之，它是圍繞並滲透身體的一個場域。它滲透我們整個存有的每個細胞，和土、水、火、氣、空間等五種元素是構成我們的基礎，我們可以說它是活力或內外豐盛的要素。它正是讓種子綻放出花朵的力量，在我們身上也有相同作用——以編碼在DNA裡頭的資訊幫助我們發揮完全的潛力。

若沒有能量帶來生命，物理性的物質就沒有生命，就是死的。如同水是生命的基本需求，生命無法以沒有夏克提的狀態存在。在人類體內，夏克提以氣（prana）的具體形式流動——**prana** 在梵語中是指爲身心靈帶來力量的能量，這份能量刺激所有生理和認知功能，決定了整個身心系統的運作情形。當生命能量低下，我們筋疲力盡，情緒和專注力減退，身體變得容易生病；而能量水準越高，我們所有的表現就隨之提升：身體變得更健康、心智變得更快捷敏銳、心情變得更好等。生命能量爲機器的每一部分帶來力量——你的每一部分。

身體周圍的電磁能量場稱爲「人體生物場」（human biofield），而這股能量本身有時被科學家稱爲「生物能」（bioenergy）或「生物原生質」（bioplasma）。如同我們說過的，個人的能量場是這個更大能量場的一部分，滲透並包圍著我們，這在科學上完全說得通。哈佛、普林斯頓和耶魯等大學的研究者也以同儕審閱、雙盲研究、隨機對照試驗研究過這個能量場還有它運作的方式，現在已有許多替代的療癒法經過科學研究，證實可以有效引導並增強體內和身體周圍的生命能量流動，如針灸、靈氣、氣功、聲音治療都是。

如先前談過的，依據能量流動和表現自身的媒介不同，這份能量以無限多種不同的方式顯化在我們生命中，你看不見它，但對它相當了解。生命力能以生物能的形式呈現——動作、運動，以及「幹勁」，也就是當你眞的必須完成某件事的時候，內心燃燒的小宇宙，它是啓動並推動事物持續前進的力量。在心理和情緒層面，它是熱情、動機、個人魅力、精力，這是額外的熱情，一種難以描述的「特殊的東西」；在事業與工作上，它以決斷力、冒險精神呈現，這份力量驅動了創新、成長與進步、彈性和機敏；在另一個層面，它是你最強的創造力和性能量——這股力量帶來新生命，無論是新點子或新生胚胎；在靈性層面，它是更深層的覺知，也是和生命整體的連結。當生命能量的流動強烈而清晰，你會體驗到身體健康而和諧的狀態，這份活力使你的每個細胞活躍。

在吠陀系統中，運用生命能量是成功的關鍵、幸福的關鍵、活在當下的關鍵，也是感覺與整體連結的關鍵。若你可以找到方法儲存和販售這股能量，你會變成億萬富翁。爲什麼？因爲這正是我們所有人都在尋求的額外精力來源，是我們的個人魅力！這就是所有生命的祕方。

我們一起更深入看看以高能量和潛力運作而帶來成功的一些方法。

✧邁向成功人生的祕方

如果你問我先生，他大概會說所有生命的祕方是奶油。先不管這個，我稱之爲「祕方」的是我們從充滿生命力的人身上感受到的某種神奇特質，即使沒辦法確切解釋爲什麼，但我們會立刻感覺到它，並且被吸引。我們會被熱情、精力充沛、成功、喜悅和自信的人吸引，這些人因生命力量本身而活躍，它就在一個人帶來的氛圍之中。我們在那個人走進來的時候就可以感覺到亮了起來；我們可以在某人的眼中和笑容中瞥見它，它不只是運氣或良好基因，而是生命能量。

我喜歡以東尼．羅賓斯作爲這份力量的例子。他的生命能量滿溢，使他成爲眞正的自然力量；他有一種無可否認的活躍特質，一種驅動他邁向無比成功的力量和磁性。這個人是一部機器：他營運好幾家市值數十億美元的公司，指導世界上的成功人士，而且一年之中有好幾個月在工作坊的臺上十二個小時不間斷，引導成千上萬人突破自我。他活力充沛，讓每個人嗨起來；他叫喊，讓人又哭又笑。他不斷前進、前進、前進，但是他的焦點在哪裡？不在外在，他的「事業」——我指的是他爲謀生而做的事——理所當然需要他把注意力放在內在，因此他自然而然運用並產生大量的能量，也就是我們正在討論的這份內在蘊含的源頭能量，這正是每次十二小時工作坊中帶給他和每個聽眾動力的來源。他有許多能量可以向外投注給這個世界，但他的焦點是整頓內在空間的運用方式，讓他自己可以由這個清晰有力的地方開始行動。他改變自己的心理習慣，並啓發他人做同樣的事來創造內在力量，這份內在能量是他刻意培養的。事實上，如果你參加他的「釋放內在力量」課程或「與命運有約」研習營，就會發現其實他運用了某種衍生自吠陀技巧的呼吸法來持續吸引聽眾，也就是我們會在這本書中談論的「能量中斷法」（energy break）。

高生命能量也會以領袖和巨星魅力的形式顯化，它從內在提升了誠信、誠懇、同情心、合作能力等軟實力——不是以一種策略性的操縱行爲，而是眞誠表現出自己是誰。它給予領袖啓發他人和發起運動的能力，看看歷史上的偉人，例如甘地、馬丁·路德·金恩和曼德拉，你就會看到這樣的作用。他們體內有一種精力，從他們的言談聲音中以某種波動和語調散發出來。金恩短短的一句「我有一個夢想」，就傳達了多少情緒和能量，那就是生命力，而你我之內也蘊含了相同的力量。

✧ 對抗自我限制及制約

我已經帶領過無數個企業領袖工作坊和研討會，也和許多頂尖的高階主管共事，而我能夠很肯定地告訴你，**領袖特質與履歷無關**，而是與無以名狀的部分有關。你必須超越個人受制約的界限，從你的存在的核心、從你最自然的狀態行動。一般而言，任何成爲眞正領袖的人，無論是在家庭或社群、事業或藝術領域，或是在政府機關成爲領袖，都已達到他們的內在領域，超越自己所被教導、被制約並相信有可能的事物。

領袖的潛能並未蘊含在他們對自己的了解或他們在周遭所見的事物當中，而是出現在他們看見並跳出框架、不按牌理出牌時。所謂「牌理」是我們被制約的思想，也是我們的信念系統，我們根據自己所見、所觸、所感覺而認爲的「應該是」。未知——在你的小我之外的潛能——超越了你的心智看見、觸及、感覺的能力。你能衡量的事物會有限度，你自己本身卻是無限的。若你能夠進入那個無限的空間，就能開始看穿你自己還有周遭事物表面的模樣。一旦你活出自己的偉大並啓發他人做相同事情的時候，才能達到這個境界。

當我們照著屁話行事（也可以說照你的信念系統行事），我們就會持續縮小自己的格局，會把對自己的身分認同及能力縮減到比眞實狀況更小。想想看：如果我的目標是達成某一件事，那我要實現的最大目標就是那件事，不論是想要創立的事業、想要吸引的伴侶，或是想要買的住所。如果在我青春年少時看到和聽到的是對某事設下限制，那些限制就會影響我將來要走的方向。這就是我所說的，雖然我們實際上是無限的，卻以自己有限的思想在行事。

我們不會因爲達成「本就知道能夠達成」的事而成就自己的偉大，如果我知道自己可以跳十呎高，而我跳了十呎高，好，那又如何？我們的偉大潛藏在達成自己不知道可能達成的事，這代表超越了你被制約的心智，代表把你的眼光設在超越你所知道可以到達的目標上——把目標設在跳二十呎高，儘管你內心的每一部分都告訴你只可能跳十呎高。

你已經聽過我們只有四名講師及如何建立「生活的藝術」中心的故事。在旅行和建立新中心的幾年之後，我們四個人想要待在出身的中心，享受更多與大師還有彼此相處的時光。我在心中告訴自己，有一天，我們會有一百個老師，然後我們四個人就不必去任何地方，新的老師可以代替我們旅行。從四個人到一百個老師是巨幅的躍進，我得把信念擴展到超越四個老師運行一切的當前現實。當我們達到一百名老師，我脫韁的想像力開始說，當我們有五千個老師後，那我們眞的只要放空、放鬆就好了。我開始想要測試宇宙，看看我能從四個人擴展到什麼程度！如果我停留在封閉思想的範圍中，最多大概只能有四百個老師；但運用最深層的力量和潛力去挑戰極限，我們四個老師在印度擴展到五萬名老師，甚至還在增加中！那就是超越制約的思想。

切記，我受的訓練是成爲一名律師！印度人、實際、務實、一加一等於二。我在家裡或

> 切記，我受的訓練是成為一名律師！印度人、實際、務實、一加一等於二。我在家裡或學校從來沒有學過如何推動無限的願景，我必須跳出已知可能性的領域，踏入未知可能性的領域。

學校從來沒有學過如何推動無限的願景，我必須跳出已知可能性的領域，踏入未知可能性的領域。如果我告訴你投入一億元可以拿回十億元，你會懷疑是不是眞的有可能，你會說，這是什麼意思？告訴我，給我一個賺錢的點子。你會想要看到並分析提案，然後盡你所能小心謹愼；你會用你有限心智的濾鏡看待它，確保一切合理。當然，這是合理且通常必要的做法，但是與眞正的成功無關。當我們達到在能力之內的目標時，不會覺得是成功，因爲那只是能做而且完成了的事罷了；但是當我們**跳出可能性的框架**，會覺得如果自己達成了就是成功了；而當你帶著其他人和你一起跳出框架，就是領導。眞正非常成功的人就是這樣行事，他們不會只因爲合理而做某件事，而是有「瘋狂」的本質——超越常規行事，也就是古人所說的**受到神的啟發**。

✧ 尋找生命之流

與生命力連結也會增進生產力和效能，爲實際的日常層面帶來成功，如同我在第一次工作坊之後強烈感受到的那樣。如果去觀察僧侶和認眞靜心修行的人，會發現他們往往吃得、睡得比一般人少很多，但他們不只充滿能量，還具有看似不可能的精神力量，這是因爲他們**活在生命之流當中**。與眞正的成功人士對談，你會發現他們大部分都有用來增進內在能量及進入「流動狀態」的方法。我們知道流動的狀態（超越自我意識且與正在做的事合而爲一）是創造力、洞見、持續專注的關鍵，也是增進能量最好的方法之一，因爲處於流動狀態時，你正在運用源頭能量本身，而且正由那份能量帶給你動力。這是一股永不耗竭的能量，可以無限補充。

毫無意外，生產力掛帥的矽谷已經深入了解能量的祕密。企業家、創投家暨防彈咖啡執行長戴夫．亞斯普雷靠著在生物層面「駭進」一個人的生理狀態而帶來能量與最高效能，創立了價値十億美元的企業帝國，他在這趟自我優化的遠征之中運用了許多吠檀多的古老工具。亞斯普雷在他的部落格中寫道，他每天實行「生活的藝術」呼吸法（與我在古儒吉的「音樂會」之夜學到的一樣）達五年之久，作爲他駭進自己神經系統的方法之一：「我和一群超級無敵成功的企業家每個星期六早上七點聚在一起練習，這是全球兩千五百萬人在使用、簡單又可以重複的方法……眞的有效。」

在知道這些工具之前，過去我當檢察官時就已經過著非常高效能的生活。我的行程滿滿，工作量也很重，早上起床時卻總是覺得很累，但我不知道爲什麼我可以這樣度過一整天，而不覺得有什麼不對勁。但是，當我開始有意識地加強能量之後，便開啓了另一個世界。

我做著和以往相同的事——同樣的食物、同樣的運動、同樣的工作、同樣的朋友——但忽然間卻帶了一股熱情。我總是做好準備勇往直前，那正是進入我整個身心系統的感受。當我意識到自己的心智正在榨乾我，並切斷我與生命之流的連結時，我學會以這些工具來補充我的生命力，我突然就能在零碎的時間內把事情完成。我不用提振精神才能完成工作或做好事情，而是自然處在一個精力充沛、高成效的狀態。突然間，時間再也不是個問題，我再也不需要睡九或十個小時才能感覺到充分休息。我現在睡得比較少，而且經常在美國、南美洲、歐洲或印度帶領爲期十天的避靜，然後再到世界的另一頭去帶領另一次避靜，這樣的工作會消耗十分驚人的能量。

我常常被問到「如何滿足生活中的所有需求」。我定期在全球各地飛來飛去，爲極多聽衆講授課程，而且每天花上好幾個小時聆聽人們的疑問和煩惱，這需要我全神貫注與用心。而且，相信我，人們來找我時，通常不是告訴我他們人生中的好事，而是來分享遭遇到的挑戰與困難，還有關於年邁的父母、健康、財務狀況，以及令他們憂鬱的事。我可能沒有答案，但是我給予的關注和工具讓他們回家時感到心情振奮、恢復精神，而有了這份信心之後，他們就能夠面對任何挑戰。我能告訴你的是，這不完全源自於我，而是那些人的生命力增長，轉化了他們自身。

與生命創造力互通，就是我的祕密武器。並非時時刻刻，不過大部分的時候，不是我在執行這份工作，而是有某種事物透過我在運作。

> 如果你回頭看自己的人生，我敢打賭你可以回想到某些全然清晰和連結的時刻。不必將這些時刻視為偶然。

我最近在PayPal進行一次頗長的演講，出場前甚至還不知道主題是什麼。「活在當下」是對任何事情最好的準備，我走進會場後，問他們：「我們今天要談什麼呢？」然後就開始接著講。對我而言，是什麼樣的工作眞的不重要，我出席，我活在當下，並且讓自己成爲更偉大事物的工具。我呼請與夏克提連結，有了這份能量，就能讓事情自然發展。當我處於當下的流動之中，能量就近乎無限；當我眞的有效率，當我處於自己最清晰的狀態，我知道我正在運用超越自我、才能或理智的某種力量。我讓自己成爲實用的工具，讓想要和需要發生的事情發生，而我在這些時刻體驗到的能量、創造力和清晰的智慧，甚至無法訴諸文字。

我分享自身經驗，想要展現我們每個人所能運用的力量，這不是什麼異樣或遙不可及的事物，你以往就曾經體驗過。如果你回頭看自己的人生，我敢打賭你可以回想到某些全然清晰和連結的時刻，你是如此投入當下，事物以你從來無法事先計畫的方式由你內在湧現。也許那是你在創作過程中渾然忘我的時候，或者站在臺上談論你的人生，或者當你完全在愛之中、完全沉浸在自然之美而感到喜悅的時刻，也或許，那是你被困住而突然醒悟下一步該怎麼做、完全清晰的時刻，在這些時刻，你正在運用某種偉大力量，而你變成創造能量流經的管道。當你這麼做時，你不僅能取用力量，更能取用純淨的智慧、純淨的潛能、純淨的意識。

不必將這些時刻視爲偶然。當你越有意識地與你內在的生命能量契合，就會有越多更強大的生命之力前來協助你。

流動的時刻會放大、加乘，與這份力量連結得越深，它就越能啓發你內在的創造力量，這就是**夏克提**——充滿活力、創造性的力量，顯化世界上的萬事萬物。直接照字面翻譯就是「顯化創造」，愛因斯坦告訴我們能量會自行轉化成物質，就是這樣。**當你與夏克提連結，你就與自己的顯化力連結，與你身為創造者的本質連結在一起。**

就像基督教的聖母馬利亞，在印度，我們向聖母禱告。每年我們以九天的慶典向這份陰性能量致敬，與祂連結就好像與你的母親（也就是無條件之愛的本質）連結一般，你向她致敬，她給予你愛、關懷和支持；其他時候，當你與父親連結，他也給你愛、關懷和支持。他們都以自己獨特的方法愛你、給你所需，他們一起創造出這份生命的創造與智慧之力，而你與雙方建立的關係越深，你內在的這股力量就越會覺醒。

第三章　領先最先進科學的古老技巧

數千年前，有一位科學家在河邊盤腿坐著，聽著流水聲，觀察自己思想與情緒的起伏。這位科學家是心智的專家，花了數十載把自己的心智當作實驗室，學習心智如何運作、如何達到最佳功能。他以自我觀察和自我意識作爲實驗工具，發展出保存與提升內在能量以供給燃料及延續所有認知功能的方法。

這位科學家也是一位聖哲，把這份力量開發到極致，並且善用他稱爲「生命力」的這份力量。他發現這份賜予他生命並讓他持續活著的能量不僅與肉體有關，也與自身的心智狀態緊密相連。事實上，他觀察到體內生命力的水準與心智功能是一種雙向的關係，其中一方起了變化，總會牽動另一方也發生變化。他看見自己心中想要培養的特質（喜悅、磁場、活力、冷靜、歸屬感）之下，潛藏的是高能量的狀態。當生命力高漲，他的心就變得敏銳、神采飛揚、有力量，意識會擴展、提升，智慧與清晰會在內心出現。

而當生命力低下，心智就變得沒有效率，各個方面都困住了——想著過去與未來、出現負面信念與情緒反應、懷疑與挫折、批判自我和他人。能量系統消耗越多，心智就越深陷在消耗能量的思想與情緒之中。他也注意到，能量低下總會伴隨著意識萎縮的狀態，也就是覺知程度下降。

許多人稱這位聖哲爲「先知」，但他發現不只有自己能夠藉由駭入自身能量系統來直接影響自己的心智狀態和思想——**任何人都可以影響自己的心智狀態和能量網路**。這位聖哲和其他許多人所進行的自我研究都發現同樣的結果，因此我們得到兩個重要的結論：（一）擴展我們的意識就能夠活在最佳狀態；（二）運用某些工具與方法來提升內在蘊含的能量，意識自然會擴展。

這位聖哲發展來汲取源頭能量的方法，被記載在一系列超過五千年之久的神聖吠陀經典當中。這些文字記載包括教學、故事、聖歌，還有詩篇，主題包含神經科學、健康、物理學、歷史和宇宙學，是瑜珈和佛教傳統的原始基礎。若你願意翻翻吠陀經典，會發現那是類似人類的心智操作手冊，詳細說明你的身心和能量系統如何運作，還有如何達到最佳功能。吠陀經典的分支吠檀多詳細說明理解心智的古代科學，若照梵語字面翻譯，吠檀多（Vedanta）的 Veda 表示「知識」，anta 表示「結束」或「極致」，因爲它與一個人如何處理心智、如何將能量擴展到極致、如何保持身體健康有關。與佛教類似，吠檀多告訴我們，**你越能管好自己的心，就越能改變生命中的一切**。它也提供我們實用的心智管理日常工具，而在本書中，吠陀、吠檀多、瑜珈等詞彙將會交互使用。

所以現在很多流行的健康趨勢——瑜珈、正念、情緒智力訓練、表現提升、生物駭客，還有催眠療法和神經語言程式學等——都與管理心智有關。這些管理思想的工具既重要又有用，但如同聖哲所發現，有一種更簡單、更有效率、更直接的方法可以影響心智，而不需要透過更多的心理活動來集中精神、貼標籤歸類或監視我們的思想與情緒。聖哲教導以最自然不費力的方法，提升你自己的基礎生命力，主宰自己的心。透過這股稱爲「生命力」的力量，我們正踏上一段旅程，觸及給予心智生命的意識；我們將直達思想和情緒的源頭，以改變思考與感受的方式。

吠檀多傳授的古老技巧已經流傳五千年以上，原因無他——它們眞的有效。事實上，儘管你沒有意識到自己做了什麼，也大概已經知道並且在進行某些吠檀多教導的技巧——如果你曾經做過下犬式，你就已經練習過吠陀管理心智的技巧了。在西方，許多人都沒有意識到瑜珈練習不僅是強化身體，也是管理心智的技巧。瑜珈和阿育吠陀是印度的健康與營養哲學，都是吠檀多傳統的分支。瑜珈系統單純是吠檀多提供的實行方法：讓身、心、呼吸、思維能力、記憶力和自我以最佳、最旺盛的狀態運作。當你以顛峰狀態運作，就是處於瑜珈（yoga）的狀態，代表「連結」（yoke）或「合一」（unite），你與你所是的各個不同面向連結並達

我們正踏上一段旅程，觸及給予心智生命的意識；我們將直達思想和情緒的源頭，以改變我們思考與感受的方式。

到和諧。

現在你心中可能浮現一個非常合理的問題：怎麼做？你要怎麼達到瑜珈的狀態？那正是吠檀多所說明的事。包括哈達瑜珈的傳統身體姿勢和運動，這些技巧不是編造出來的，而是來自數十年遵循一定方法的自我觀察結果。傳統哈達瑜珈姿勢包含所有人類自然就可以做到的動作，觀察一個寶寶一段時間，你會看見每種瑜珈姿勢都是寶寶使自己的不同面向成長和發展所做的動作：寶寶的肝臟和消化系統發育的時候，會扭轉成三角式；而他們的脊椎延長與強化時，就會翻身變成眼鏡蛇式。小孩子眞的會做每一種傳統的瑜珈姿勢！身爲成人的我們可以運用這些姿勢，使身體回到自然強壯的狀態。

瑜珈只是吠檀多這門大科學的其中一小部分。吠檀多是一個整體、完整的系統，讓我們重新連結到賜予並延續我們生命的源頭能量。現今瑜珈再度變得極爲流行，而能量管理的更深層智慧（或「能量智慧」，我喜歡這樣稱呼它）卻逐年流逝，我們必須重拾**能量智慧**，才能爲心智和自己充電。

這些教導豐富又有趣，而且時至今日，它們仍然領先我們最先進的科學數十年。現代神經科學家研究腦部，想要了解思想和心智結構如何運作，但聖哲在數千年前早已透過觀察自己還有注意自己的思想如何運作，而了解這些結構。現代神經科學和古代科學家的不同之處在於：古代先知研究自身心智及大腦的運作，現代科學家研究的則是他人腦袋的狀況。今天我們在腦科學和心理學發現的所有事情，聖哲早就知道了。我們將更進一步看看吠檀多這門心智科學，讓你知道這些概念和工具從何而來，還有爲什麼它們仍和今天的我們有關。

✧原始的正向心理學

就像現代正向心理學的概念一樣，吠檀多教導我們生而爲人要如何內外豐盛，也運用研究驗證的技巧，告訴我們實際上需要做什麼才能達到那樣的狀態。這點也和正向心理學類似——吠檀多總是會從健康和安適的觀點來檢驗心智，而非疾病和病理。專注、感恩、幸福、彈性、同情心……這些正向心理學談論的事情都經過千年的驗證，甚至早在佛陀或基督的時代之前。

你可能會覺得驚訝，有多少突破性的現代科學對古人而言只是常識。舉個例子：科學家已經「證實」，**感恩的力量**能夠改變我們的健康與安適狀態，研究顯示練習感恩對腦部功能有正向影響，可以改善身體健康和心血管功能，增加活力和延長壽命。我們知道感恩的心態會由細胞層級開始影響身體，甚至能改變 DNA 表現；感恩能夠帶來健康、幸福，也能帶來更多能量，甚至帶來更多生命力，並且延年益壽。這眞的很棒，卻不是新鮮事，吠陀大師早在五千年前就能告訴你這件事！他們向內觀照自己的心智，就已經看到這點，知道某種感激和豐盛的心態擴展之後，就能帶來身、心、情緒，甚至心靈上的健康與安適（詳見第九章「活出你的內在超能力」）。

看看以下幾種可以追溯到千年前吠陀古代科學的近期「發現」：

・幸福創造成功（而非成功創造幸福）

我們都為了成功而努力奮鬥，因為我們認為成功會讓我們更幸福快樂，但以下這件事已經被證實無數次：**幸福是成功的來源**，而非成功創造了幸福。二〇一二年，《心理學公報》期刊上發表了一篇兩百二十五項研究的回顧結果，顯示成功未必會帶來正向的情緒或增加幸福感；反之，這些研究顯示，幸福的人追尋的目標是加強他們現在的幸福狀態，而且會更加積極主動、有動力達成這些目標。換言之，他們所做的正是可以引導他們達到終極成功結果的事。吠檀多總是說幸福是一種能量狀態，通往更正向而有力量的思想、行為和行動——而這份幸福（並非成功）是最基本的要素。

・有三條主要路徑通往幸福

聖哲告訴我們幸福有三種層次：**愉悅**、**參與感**和**意義**。正向心理學

> 吠檀多告訴我們還有另一個層次的幸福，這是正向心理學還沒達到的境界。在這個層次，你就是幸福本身。

之父馬汀．塞利格曼也以同樣的三種層次談論幸福！**愉悅**（我買了一輛新車、我看起來很帥、我玩得很開心、我和朋友出去玩）和吠檀多稱爲「感官愉悅」的立即性滿足感類似，這是最低層次，它很短暫，來得快去得快，你越追求這樣的幸福，就會感到越空虛——因爲你需要更多，才能再次覺得幸福。下一個層次的幸福是**參與感**，積極主動且精力充沛。所以，你看電視足球轉播得到的感官愉悅是第一層次，然後參與感會帶來更持久的幸福，也就是你自己去踢一場足球。吠檀多說，第三層次的幸福是超越取悅感官的幸福，心智對此也非常積極，於是，你會更加深入而找尋到**意義**。你可能會感覺到更深層的意義，舉例而言，擔任小朋友足球隊的教練——你已經參與了，但是在那之上還有友情、兄弟情誼和服務感，這能夠帶來更加長久的幸福。

但它不止於此，吠檀多告訴我們還有另一個層次的幸福，這是正向心理學還沒達到的境界。在這個層次，**你就是幸福本身**。一個小寶寶不需要任何特別的理由，就會流露出喜悅、平安和幸福。寶寶的天性就是幸福，這是不依賴任何外在事物的喜悅，單純由內在最深處散發出來。幸福正是構成我們的元素，是我們本然的核心菁華。你擁有的這種不變的幸福狀態並不仰賴任何外在事物，而是你意識的本質。我們生來如此，生來即是「歡樂一籮筐」。

．靜心對身心都好

你有多少次聽到別人告訴你靜心對健康有好處？眞的有數千篇科學研究報告證實靜心可以改善生命的每個面向，包括增強正面情緒和幸福感、改善身體健康、增進創造力和專注力、加強同理心並改善人際關係品質，還有培養更好的領導能力。再強調一次，這些都是我們從古代就知道的事。吠檀多總說，靜心是讓身心靈達到強壯狀態的工具。

不過有一點很重要，必須澄清：吠檀多中的靜心和西方世界中的「正念」練習大相逕庭（詳見第六章）。但我可以說，靜心的益處早在數千年前、現代科學出現以前，就廣爲人知。

・一切都是能量

「如果你想要知道宇宙的祕密，請想想能量、頻率、振動。」

你可以猜到是誰說了這些話嗎？不是印度上師或古代哲學家，其實是物理學家暨工程師尼古拉・特斯拉。他長時間學習吠陀文化，而且是印度靈性導師斯瓦米・維韋卡南達的好友。特斯拉花費數年，嘗試以西方科學方法證實東方形上學的法則，他甚至用梵語詞彙（包括氣〔prana〕）來描述自然現象，想要證實一切眞的都是能量。

但這到底是什麼意思呢？根據吠陀宇宙觀，所有生命都是由氣和空間（akasha）組成，或者說是能量在空間中運動所組成，甚至我們的身體和心智都是自由流動的生化和電氣能量——科學家已經證實人體內和人體周遭有電磁場，稱爲**人體生物場**。如果你覺得聽起來很熟悉，這只不過是古代版的愛因斯坦廣義相對論！特斯拉已經盡其所能，但是直到愛因斯坦的 $E=mc^2$ 出現，我們才看出來這和聖哲的宇宙觀類似。愛因斯坦證實物質和能量只是相同基礎物質的不同顯化形式——如同我們所讀到，吠陀經典將其描述爲無所不在、統一的意識場。

這個清單可以不斷延續。你可以花上好幾年研究吠陀經典，對蘊含其中的知識卻只能略知一二。我們的目標是專注在吠檀多告訴我們的有關心智的事，和吠檀多所提供用來關閉忙碌思考心智的工具，並建立我所說的「大心智」——我們的意識平靜、精力充沛而眞實的力量。

在印度傳統中，人們會接受十二年關於外在世界的教育，也接受十二年關於內在世界的教育，可惜這樣的做法早已不復存在，今天沒有人花十二年、甚至一年來學習如何處理腦袋裡的噪音。在成年生活的某個時間點，當我們意識到自己外在看起來健康，內在卻逐漸凋亡——過勞、筋疲力盡或內心悽苦——我們終於同意爲自己的內在體驗負起責任。我們同意必須**好好管理自己的心**，然而在學習管理心智的工具之前，首先必須了解這部稱爲「**心智**」的機器如何運作，還有它如何消耗我們最初擁有的能量。

第二部

過度思考與喋喋不休的念頭

第四章　心智是最大的生命能量米蟲

你的心智是你所思、所感、所做的一切的基礎，由此基礎，你實現人生中所有想要的一切。首先是思想，然後是行動，接著才會有結果，你的心把覺知和注意力放在哪裡，你人生中的那個部分就會成長。心智就是能夠轉化任何事物的起點，無論變好或變壞，如果你想要在人生中各方面表現出色，就必須知道心智如何運作、如何管理它，還有如何將之應用在對你而言最重要的事情上。我們使用的所有東西都有使用說明，可惜的是，我們最常用的心智卻沒有使用手冊。無論是在家裡或學校，生命中不曾有任何地方讓我們學習如何有效率、有效果地運行自己的心智。

從你的思想、感知、決定還有判斷力，到理解你的人生究竟要什麼，一切事物都取決於你的心智狀態。所以，你應該從何開始呢？最顯而易見的起點就是打開名爲「心智」的機器的外殼，然後看看葫蘆裡賣的是什麼藥。你必須看看是什麼樣的程式和輸入讓心智以活在當下、警覺而清明的狀態運作，又是什麼樣的程式和輸入讓它變得遲鈍、混亂又糊塗。

回到這本書一開始提出的大哉問：「**你是誰？**」不需要太哲學，我現在不是在說「大我」，試著盡可能以具體的方式思考這個問題：

・是什麼構成了你，這個你稱爲「我」的存在？
・在你的名字、頭銜、性別和角色之外，你是誰？
・你是一具身體嗎？是一個心智嗎？兩者皆是？兩者皆非？
・你是由超越身體跟心智的某樣東西組成的嗎？

我不知道你感覺如何，但當我第一次聽到這個問題時，我覺得非常荒謬。我是誰？很明顯的，**我是我的名字，羅詩莉。我是一名律師、一位美籍印度人、一個女人，而且我認為我也是我的身體，還有我所想、所感覺、所相信的事**，那就是「我」。那時候，雖然我常常在用，但我甚至不確定自己知道心智這個詞確切指的是什麼。我的大腦就是我的心智，對吧？在我透過吠陀傳統的觀點開始研究心智之後，沒多久就得到了一個截然不同的答案。你現在對這些問題沒有明確的答案也沒關係，我只是要你開始思考：不同的元素聚集在一起才創造出名爲你的這個系統。

如果你將它拆解開來，會發現自己以許多層次運作。有一部分我可以輕鬆辨識，這個物質有機體稱爲身體，但也有非物質、思考的部分，稱爲心智。儘管我無法向你解釋心智到底是什麼，但我對它很熟悉。然後，還有另一個非物質的部分，有些人稱爲「靈性」或「靈魂」，我從小就聽過這些詞彙。我不是很嚴謹地相信有靈魂，卻從來沒想過以靈魂來代表我自己。今天，我了解這個本質是「心靈的心智」（heart-mind）或「大心智」，但我們還沒有要進入那個領域。

✧ 生命的七個層次

當聖哲對自己的存在進行了科學觀察，他們看見人的整體是由七個獨立卻又互通的層次（或功能）組成的：

- **身體**：組成我們解剖構造的細胞、器官、骨骼和組織等實體物質。
- **呼吸**：進出身體的空氣，帶來生命並延續之。
- **心智**：感知能力，包括五種感官。
- **理智**：歸類、判斷、分類、推理、分析和制定策略的能力。
- **記憶**：儲存所有資訊和生命經驗的能力。
- **自我**：身分認同的能力，你的「我」的人格或概念。
- **意識**：純淨覺知的能力，也稱為「靈性」或「大心智」。

聖哲不是把心智當成單一統一的實體來看待；反之，他們明白心智是幾種獨特能力的集合。在吠陀系統中，「心智」可分爲感知、理智、記憶三個層面；然後，獨立於身心綜合體之外單獨存在的，是我們的個人身分認同——自我；當然，還有獨立於這一切之外單獨存在的層次，也就是意識，是你可能稱爲「靈性」的更深層本質。綜合這七個層次，形成一個完整的單元。把它想成一部車：你有了引擎、輪胎、燃料、方向盤，這些全都是獨立的東西，但是必須全部一起運作才能讓車子開動；少了任何一部分，車子就不完整，而且無法運作。每一部分都有特定的目的，並依循自身的規則運作。

一方面，每種功能獨立運作；另一方面，它們都在一個複雜的系統中相互連結。在任何一刻，你的身體正在做一件事，你的呼吸在做另一件事，你的心智也在做其他事，但每一層次的運作情形總會影響其他層次：心中的恐懼或焦慮不安使神經系統處於高警戒狀態，這會影響呼吸速度，進而影響免疫、內分泌和消化系統；反之亦然——你的消化系統功能不良，會影響到神經系統，也會對呼吸和心智的所有層面有不良影響。你已經體驗過，當身體病了或累了對你的心智、情緒、性格有什麼影響，一切都息息相關。

這七種功能就像一個機構裡的不同部門，每一種都是汲取內在蘊含的同一股生命力作爲電力，才能延續活力。不過，它們都依據自身獨有的規則在運作，以增進或消耗能量。你可以把這些規則想成要達到最佳性能的原則，違背規則的時候，就會消耗你的幸福感、能力和個人力量。

✧身體與心智的運作規則

整個系統各部分的規則不盡相同，對其中一種功能有益的事，對另一種功能而言未必是最好的。以身體爲例：身體要發揮效率並且有好的表現，就必須花費力氣和活動，這就是身體要達到最佳運作狀態的規則。身體因運動、做事和行動而茁壯，你的身體本就應該活動，這就是爲什麼你要運動。當身體高度活躍，你會發現自己有豐沛的能量；相反地，**坐在沙發上一整天不動，會消耗你的能量，不只是身體的能量，也會消耗心理的能量**。缺乏運動的生活型態會消耗你的能量，不只損害健康，還會減短壽命，難道你沒有看過「根據科學研究，坐著一整天會要你命」之類的標題嗎？這是眞的！不活動會耗盡身體的活力，這就是爲什麼你要上健身房！你可能每天都坐在辦公桌前幾個小時，然後你必須踏上跑步機，盯著外面的停車場，哪兒也不能去，以彌補所有的不活動。

> 難道你沒有看過「根據科學研究，坐著一整天會要你命」之類的標題嗎？這是真的！

心智則依據相反的原則才能達到最佳運行狀態。就心智功能而言（綜合了感知、理智和記憶），你不需要做什麼，就心理層面你不會因爲工作或努力而強壯，**心智需要放鬆、沉靜、不費力，才能達到顛峰運作狀態**。這表示心智活動越多——也就是花越多時間在思考、煩惱、規畫和制定策略——你的理智跟感知就會變得越不敏銳、不集中、不清明。當心智過度運轉、喋喋不休，表現就會變差。你的心智功能無法以最佳狀態運作，然後你就會變得混亂又健忘。這就是爲什麼你會開始丟了車鑰匙、忘記約會、腸枯思竭、做決定時猶豫不決。**壓力的定義就是心智超量、超時工作**，而且研究顯示，當壓力成爲慢性，就會完全損害你的記憶力。

經常發生的情況是你試著讓心智依循身體的規則來運作，結果卻不太順。身體要活動才會強壯，但心智不一樣，**心智運作的原則是放下——少花一點力氣，少一點活動，不費力是心智健康的關鍵**！不費力氣嘗試、不固執堅持，心智才得以強壯。放下昨天發生的鳥事，放下你擔心明天會發生的鳥事，放下你男朋友或女朋友說的話，放下你沒爭取到的工作或失去的客戶。放下心中所有雜訊，然後你根本不用試，就會突然達到那個狀態——心智在最佳狀態下運作，完全臨在當下，充滿能量、澄明、創造力滿溢。若你能夠放下，你的心智就能更強壯，但諷刺的是，你越積極試著要放手，就越難擺脫鳥事。事實上你根本不必試，增加你內在蘊含的生命力，就自然而然能夠放下。你的系統中有越多能量，心智就越能朝它自然想要去的方向前進——不費力又有能量效率的方向。

在百分之九十九的人身上，耗損並榨乾整個系統能力的是心智，而不是身體。心智是你所能想像最大的能量米蟲！你的生命力有極大量都耗費在延續那三種心智能力，還有它們永無止境的活動。心智層面耗費的力氣會把你榨乾，遠超過其他任何事物耗費的力氣，但你從不知道要怎麼處理它；反之，自我幫助和正面思考技巧甚至教你，在已經把你榨乾的所有心智活動以外，再花費更多的力氣。

從來沒有人教我們，原來心智和身體是以完全不同的原則在運作，所以我們就不斷嘗試以身體的原則（多活動、多花力氣、做更多事）套用在心智上，結果當然不好。許多人正在做對自己的健康「好的事」，吃維他命和營養補給品、飲食清淡、去上飛輪課，然後睡足八小時，但是他們的心智還是筋疲力盡又沒有效率。爲什麼？因爲維他命、蔬菜和運動帶給身體燃料，卻對處理心智過度活動完全沒轍，而心智過度活動消耗極大量電力，那些電力原本是要供給你整個系統燃料的。心中不必要的喋喋不休、負面情緒還有帶來限制的信念，會吸乾生命力並且榨乾你整個系統——事實上，世界上所有的蔬果汁、蛋白飲及重訓課都不足以應付這個。

如果你盡所能爲自己帶來能量，但你的能量仍然衰退，而且生活過得差強人意，就代表你必須觀照自己的心智。是時候告訴你兩個天大的祕密了：（一）**你的心智是整個系統最大的能量米蟲！**（二）當你和心智打交道，就必須照它的規矩來——也就是以**不費力**的方式運作，而不要多花力氣。

✧心智像冰山，以三種層次運作

你的心智以三種不同層次運作。把心智想成一座冰山：冰山的尖端、吃水線，還有沉潛在水底的廣大基底，深不可見。當你看著一座冰山，你只能看到水面之上最上層的部分，不知道有百分之九十的冰山隱藏在海面下，肉眼看不見。佛洛伊德和其他學者都以冰山作爲心智的類比，這非常經典，因爲兩者的結構類似。

我們可以將冰山的尖端比喻爲**醒著的時候有覺知的心智**（conscious mind）——也就是我們在日常生活中實際意識到的一小部分思想和感知。往下一層，位於吃水線之下的部分是**前意識心智**（preconscious mind），由所有你目前沒有在思考，但會輕易被勾起而回到心頭的事物構成——如果我要你回想昨天的晚餐或你讀哪一所小學，你的心智會立刻進入前意識擷取答案。再往下一層，你會找到冰山沉潛的部分——**無意識心智**（unconscious mind），以及你一生中所儲存，不一定有意識到或能夠擷取的經驗、信念、感知、感受和記憶。最後，你會一路到達冰山的最底層，到達海洋本身，即是你意識的能力——**大心智**。

由冰山的尖端開始，我們會看到感知和理智的能力，吠檀多稱它們爲**心智**（manas）**和理智**（buddhi）。

吠陀傳統把心智的這個部分描述成我們經由五官而感受、最接近外在世界的部分，同時也是離最深處的眞實大我最遠的。當感知穿過冰山的所有層次，理智只圍繞尖端來去（此處不要與等同意識的智慧混爲一談）。現在，我們要專注在理智上，這是心智硬體使用內在電池最多的部分。

✧理智：控制中心

理智是非常強大的能力，既可以爲我們所用，也可能帶給我們許多麻煩。它是所有淺層思想、規畫、決策、分析、判斷、歸類和制定策略發生的地方——簡單來說，它是我們的「思考腦」。我們運用理智處理來自環境並經由感官進入的資訊，這種任務導向、「解決鳥事」的能力幫助我們把世界合理化，並引導我們應對生活中的每個情境。無論位於覺知的吃水線以上或以下，只要是我們以目前能夠擷取的資料所做的事，就是理智在作用。

生理構造上，理智位於大腦額葉皮質，神經的「控制中心」就位在前額正後方。心智的這個部分不會有任何創新，也不會創造新的概念或可能性。它大約占了我們總體能力的百分之十，但所消耗的時間和能量卻超過其他任何能力。

✧記憶：資料儲存中心

從冰山的尖端向下移動到接近水面高度的區域，我們在此可以快速擷取只有部分沉潛的資訊，也就是**前意識心智**。在這裡，我們第一次接觸到記憶（chitta）的能力。來自前意識心智的資訊此時不在你的額葉皮質中，你沒有在思考或分析它，但如果我給你提示，你幾乎能立即擷取它。

清醒時的心智和前意識心智之間不斷在交流，這是一種資訊共享的夥伴關係，資訊不斷被憶起並帶到表層，由理智進行處理，然後歸檔到記憶庫，直到將來再次需要它的時候。過一段時間，資訊回到心頭的時候可能看起來不一樣，但通常我們只會一次又一次憶起同樣的舊思想、概念和感知。

記憶庫在你的一生中不斷收集並擁有大量資料，這些資料可以在冰山的尖端和最深處往返。

✧ 深層記憶：沉潛的心智

在覺知的這兩個層次之下，沉潛的心智當中也正在進行極大量的活動，龐然又強大的冰山基底是更深層記憶能力的歸屬——你的心智資料儲存中心。記憶庫在你的一生中不斷收集並擁有大量資料，這些資料可以在冰山的尖端和最深處往返。以神經學的詞彙來說，記憶庫對應到腦部邊緣系統，位於頭部後方靠近顱底的情緒和記憶形成中心；在吠陀傳統中，我們稱之為**深層記憶**，指的是「**潛意識**」——過去經驗的龐大倉庫，引導我們現在對事物的反彈。深層記憶創造了我們對生活的感知，還有我們對體驗到的一切即時、膝反射一般的情緒反彈。

深層記憶擁有你經歷過的一切的紀錄，那裡塞滿了你一生之中的所有印象——有些在我們知情的狀態下儲存起來，有些則是在我們毫無覺察的狀態下處理、歸檔。你不需要意識到正在發生什麼事，它就能自行運作。經驗、感知、資訊、情緒和欲望——這些全部都儲存在吃水線之下，比較近期、比較相關的素材就會位在比較靠近表層之處；深入冰山沉潛的部分，我們也會看到自己的意識壓抑或阻擋的一切——不愉快的想法、難過的情緒、痛苦的記憶，以及我們難以接受自己的那部分。你可以把這些推入水面之下，但是它們仍然存在記憶庫的深處。

✧「理智」會消耗驚人的生命能量

若你觀察整座冰山，最有力量的部分顯然是它的基底，那是決定整座冰山的形狀還有左右冰山飄移方向的部分。

但我們卻把所有時間花在哪裡？竟不是在最有力量的底層！我們只掠過水面，在額葉皮質運作。所以，我們大部分的生活都耗在思考、處理、推理、規畫、決策、煩惱和判斷等額葉皮質活動，幾乎不停歇。理智持續處理當下擷取到的資訊，不管我們需不需要那些資訊。

我們使用心智的這個部分，比其他部分還要多，但如果你看看整座冰山，我們運作的額葉皮質很顯然眞的只是冰山最小的一部分。它僅僅是心智的表層，而當我們把自己限制在表層，就阻斷了擷取更深層潛力（如洞察力、直覺和創造力）的管道。心智的這一部分還有它不間斷的活動正在消耗極大量的電力和潛力，你知道當你按下電腦的電池圖示，它會告訴你哪一個應用程式正在「使用極大量電力」嗎？理智應該就是那個最耗能量的米蟲。

我不是在說理智是好或是壞，它不好也不壞，問題是，我們使用理智的程度遠超過所需，而且我們不知道要如何把它關掉。

把你的理智想像成一棟大房子裡許多房間的其中一間。如果你限制自己只用一間房去完成你需要做的所有事情，會怎麼樣？我們肯定能夠這麼做，但這不是很聰明或有效率的做事方法。當你把自己限制在一個房間裡，就忽略了使用屋子裡其他房間帶來的其他所有可能性。

理智的活動消耗驚人的生命力。我不知道你有沒有注意過，但是我在觀察上千人之後，發現他們總是被思想、資訊和概念占據心頭，而忽略了體驗的喜悅；他們花了大部分的能量在分析生活中的細微末節，這只會耗盡電池的能量。最近醫學專家確立了一種新的疾病，現在可以向保險公司請領理賠，稱爲「身心耗盡症候群」，可笑的是，醫療專業人員的工作極度仰賴思維能力，使他們比其他任何職業都容易得到身心耗盡症候群——不過律師是緊追在後的第二名！問問你自己：你認識的人當中，有多少人是理智發達但神采飛揚、心情愉悅又喜歡表達自我呢？有這類人存在，卻相當罕見。

✧人每天大約有六至八萬個念頭

由於理智不間斷地思索，用掉的能量遠超過我們所覺察。打從我們起床到夜晚進入夢鄉的那一刻，理智一直產生無盡而重複的想法與判斷（有時甚至在睡眠過程中都還在運作），這項不間斷的活動消耗的能量極為龐大。觀察一下你自己的心：當你在做任何你要做的事時，同時也在思考；當你在泡咖啡、和朋友交談、開車去上班、做雜事、運動、照顧小孩或看電視的時候，同時會有上千個念頭掠過心頭：理解、判斷、評論、出神、自言自語。你猜怎麼著？有百分之九十五的時間，你的心都在講一些不重要的事，無緣無故用掉你寶貴的生命能量。

在超量連結、永遠忙碌的現代生活中，理智幾乎永遠無法停歇——甚至當你睡覺時都無法停止，它仍在使用（並耗盡）能量。你的腦袋還在運轉每一個小小煩惱和小小顧慮：你一整天過得如何、和婆婆的對話、規畫即將到來的假期……整個晚上，額葉皮質都還在線上——它有稍微平靜一點，但仍在處理巨量的資訊。

你知道那種半夢半醒，卻無法完全確定自己有沒有睡著的感覺嗎？你的腦袋有一部分已經睡著，但是理智仍然火力全開。你覺得自己好像整個晚上都在想事情，因爲你眞的一直在想事情，起床的時候覺得累壞了——某方面來說，甚至比你上床睡覺之前還要累，因爲你讓電腦運作了整個晚上，額葉皮質還在工作！電腦整個晚上都還在使用能量運轉和處理檔案，所以沒有充飽電，你的電力根本沒有充到百分之百。在你整晚的睡夢中，理智還在思考跟煩惱，腦部邊緣系統一直在記憶庫裡兜轉；有時候白天或更久以前發生的事情的記憶被觸動，但你睡得不夠熟，所以無法處理和放下它。你難道沒有過一起床就什麼事都不對盤、一整天「沒勁」的感覺嗎？

我們知道思想不過就是智慧的電氣脈衝而已。科學家能夠在思想出現時測量到電磁信號，依據心臟科醫師暨作家狄巴克．喬布拉的說法，我們每天大概有六萬到八萬個念頭。你覺得我們任何一個人會在任何一個普通的星期三有六萬個原創的念頭嗎？沒有！很幸運的是我們一天當中大概只有六個原創念頭，剩下的都是多餘而徒勞的念頭。我們一次又一次和自己說著同樣的老故事——不同的日子，不同的觸發事件，但是相同的挫折與焦慮。所有的思忖就像在電腦中開啓太多檔案，會榨乾電池並拖垮整個裝置的速度。想想，如果你可以把六萬個念頭減少到五萬個就好，你就會更有活力！你會容光煥發、步履輕盈，人們會開始問你做了什麼不一樣的事情，例如你是不是減肥成功或有在練瑜珈；你會變得更加朝氣蓬勃、與一切的連結更深、精力充沛、有創造力；你也會爲自己節省很多能量——然後可以把能量放在更有意義、更能提升生活的事物上。

心中的念頭越少，心就越能處在當下、覺知、決斷、專注、感受、清晰、規畫、創造和創新中；心智的活動越少，每種心智能力的功能就越接近理想。心智能力的能量水準與你有多少念頭及心智功能之間有直接的連結，能量較低，就表示有較多念頭，功能也較差；能量較高，就表示功能較好，有的念頭較少。

我希望你掌握這個事實：要變得更專注、清晰、有創造力，最簡單的方法就是以生命能量的力量爲你的心智充電。

> 當你心力交瘁，就會以「我應付不來、這太超過了、我累垮了、我覺得很失控」去回應生活中發生的任何事（即使發生的是好事）！

✧ 請停止腦中過度的喋喋不休

西方文化矇騙我們，總說思考有其益處。思考當然有其價值，但一遍又一遍重複思考同一件事——通常是五年、十年……天知道到底要幾年——顯然很沒有效率。

生活要正常運作，我們就必須規畫、思考、理解、判斷和詮釋事情；但是持續一遍又一遍以同樣的方式行事，相當浪費時間、力氣和能量，最終會浪費掉整個人生。身爲律師，我常常會執著在案件上，同一個案件，早上、中午、晚上一直在心裡兜轉，通常還會持續到結案之後，現在回頭看，簡直是瘋了。我過去有那麼多案件要處理，而我卻在空轉，在理智層面讓引擎一遍又一遍加速，卻是徒勞無功。我隨時隨地都非常焦慮，無法專注又沒有效率，這樣只是製造了更多自我批判的念頭和煩惱，因爲我的心智過度運轉。

大部分人對這種狀況再熟悉不過了——心中開啓太多檔案，就是我們以廣義的詞彙「壓力」稱呼的狀況。壓力根本是心智層面的生命力低下帶來的副產品，這樣的狀態耗費許多能量，長時間下來讓你整個系統筋疲力盡。當心智過勞、過累，思想、感知和觀念都會變得薄弱無力，對生活事件的反應變得負面，整個系統進入「防禦模式」，把大量的內在資源導向保護自己不要遭遇所感受到的生存威脅。當你心力交瘁，你會以「**這我應付不來、這太超過了、我累垮了、我覺得很失控**」去回應生活中發生的任何事（即使發生的是好事）。

從能量的觀點來看，壓力有一個簡單的定義：你必須做的事超越你的能力。需求太多，卻沒有足夠能力（時間和能量）來滿足需求；你有很多事情要做，但沒有足夠的時間和能量去完成全部。你必須問問自己，是什麼榨乾你所有的時間和能量？有一些外在事物你可能沒有辦法掌控，但還有無盡的心智活動正在耗盡你的效率、生產力、清晰和活力。

一般而言，每個人與生俱來就有充飽生命力的電池，而且每個人一天都有二十四小時可以運用。假設我們都有相同量的內在資源可以使用，有些人可以建立帝國、創造奇蹟，有些人卻得爲了維持基本日常需求而奮鬥，這是爲什麼呢？如果一個人已經心力交瘁且生命力低下，其他人都有較高的心智能量，那麼後者會發現自己能夠、願意並且準備好應對生活中的更多事——而且往往是帶著笑容面對！

當你的心智能量比較低的時候，也會比較沒有效率——相對而言就是比較沒有時間去做你需要或想要做的事。結果，儘管是最小的事，感覺起來也會變成「太超過」的要求。你的心中沒有足夠的能量、時間、空間來應付日常生活，所以你會覺得生活「很有壓力」——即使「壓力源」是某件令人開心的事，比如婚禮或令人興奮的新商機。

想要處理壓力，試著去除生活中的外來需求並不是最好的解決辦法——事實上，你可能沒辦法削減你的待辦清單。對我來說，有足夠的能量來應對必須完成的事，稱不上是人生；但如果對眞正想要做的事懷抱著熱情、興奮和能量呢？這就是「存在」和「活著」之間的差別。要達到這個境界，就要保留並補充心智能量，中止理智過多的喋喋不休，以及懷疑、抱怨、批判和負能量。說再多次都不夠——能量越多，代表認知功能越高、幸福程度越高。

✧優化思維能力：超越舊思考，活在當下

請記住讓心智不費力的原則：如果想要讓你的心在最佳狀態下運作，關鍵就是——**減少**

不必要的心智活動。

一個好的家長或朋友會對執著在某個問題上的人說「睡一覺就沒事了」或「暫時先不要想這件事」，會這麼說是因爲我們需要讓額葉皮質停止運作。當額葉皮質平靜下來，我們才能進入流動、心思澄明、有創造力、有洞察力的狀態。平靜下來之後，就能運用新的資訊，突然間，就會發現最好的行動方向，也會突然想到新的點子或新的標誌，甚至會記得遺失的鑰匙究竟放在哪裡。要有這種「靈光一閃」的時刻，就需要**能量**和**心理空間**。停止思考，哪怕是一下下也好，如此可以節省能量，並且讓你的心沉浸在更深層的覺知，新的觀點就會湧現。

你是否曾經注意到，當你處於一個預期之外的情境或新環境中，會比在相同情境下停滯不前的時候更容易獨立思考？因爲在新的情境下，你被迫要創新、要超越理智，不能只預設在重複的思考方式中。我在一大群人面前說話時，沒有多餘的時間可以思索，我的課程往往是與一群聽衆的問答，他們會問關於人生還有對他們而言最重要的事情，有點像是即興問答。在場有五百個人，每個人各自面臨不同的挑戰，但他們全部都在尋求我的關注。有人問了問題，我就被迫要面對當下；我停止了判斷、分析的理智，都是自發性的回答。這就是處於流動狀態下的狀況：**超越舊有思考方式，然後活在當下**。

其實在神經學層面，我們可以觀察到理智在流動狀態下會暫時停止。當你處於流動的狀態——完全活在當下並喜樂地沉浸於正在做的事情中，陷入那種難以捉摸、失去時間感的創造力和最佳表現狀態——腦部在**額葉功能暫時性低下**的狀態裡，就會發生一些事情。正如字面上的意思，你的額葉皮質會暫時慢下來或不活動，而發生這樣的情形時，你進入冰山廣大的底部，清晰、直覺、深層的洞察力就會從海底深處冒上來。當理智終於冷靜下來，你就能汲取心智平時被思考霸占而遮蔽的其他部分。以生命力為你的心智充電，自然就能毫不費力地進入流動狀態。

✧學習關掉腦中毫無意義的檔案

不只無盡思考的理智會消耗能量及拖垮系統的速度，在水面下，甚至還有我們不知道的上百個程式，一直在運作與消耗能量。

思想的方向，還有整座冰山的移動，都由冰山沉潛的底部驅動，那正是大部分資料儲存的地方，是**心智的硬碟**。大部分電腦會保留「紀錄」，根據你以往的搜尋紀錄來預測你將要搜尋什麼，你的人生也差不多，其實沒發生太多新鮮事！我們是根據過去的事件行事，一直在兜同樣的圈子，限制性信念就是由此而來。在過去記憶的倉庫裡，有許多可

> 如果想要新的點子、新的選擇及不同的行動——如果想要在限制性信念之外一探究竟——就必須刪除已儲存的搜尋紀錄，或至少關掉已開啟的分頁。

以回溯到童年早期，引導我們做出關於「我們是誰」及「世界如何運轉」的結論，如果想要新的點子、新的選擇及不同的行動——如果想要在限制性信念之外一探究竟——就必須刪除已儲存的搜尋紀錄，或至少關掉已開啓的分頁。

你絕大多數的念頭都是被兒時形成的舊有情緒型態、經驗和信念所驅動，這便是「受到制約的心智」。你彷彿看了一遍又一遍的劣質情境喜劇，重播一、兩遍覺得很有趣，但是再看第三遍，就只是讓你看起來有在做事，第四、五遍時你就會覺得無聊、沮喪又筋疲力盡。同樣的事情發生在你內心裡、在你的思想中，你一直被帶入舊有的思考方式與情緒。你在心裡做著同樣的事，得到同樣的結果，變得沮喪，然後對生活失去熱情；唯一不同的是你關注的外在目標。請了解，額葉皮質幾乎重複著一貫的思考、概念和信念，眞的沒有產出任何了不起的結果；你一次又一次重複做同一件事，就像是巴夫洛夫的狗或迷宮裡的老鼠（巴夫洛夫是俄羅斯生理學家、心理學家、醫師，對狗進行條件反射實驗：在狗進食前發出聲響，使聲響與唾液分泌的反射連結，進而提出古典制約理論。老鼠走迷宮也是著名的認知功能實驗，讓老鼠重複走迷宮，以記憶最短路徑和有獎勵的路徑）。

你在記憶中緊抓不放，然後來來回回送到理智之中的東西，會消耗大量的生命能量。腦部邊緣系統中的檔案，包括未解決、僅部分處理過的念頭、情緒和記憶，因爲維持開啓而一直都在使用能量。

如果我讓你想一個負面檔案——傷透你心的前任情人、令人不愉快的一筆生意，或是曾背叛你的朋友——你有多快能夠感受到與之連結的情緒，就表示它的力量有多大，還有正在消耗多少能量。即使你不知道如何從硬碟刪除檔案，至少應該學會關掉分頁，就是這些開啓的檔案在消耗你的生命，而且還可能拖慢整個系統。再一次強調，心智作業系統可容納近乎無法想像的資料量，但它無法容納一切；你也許有無限的儲存空間，但可能沒有能力在不當機或變慢的狀況下維持下去。

如果電腦上開啓了上百個檔案，即使你看不到這些檔案，它們也會消耗電力。它們在消耗你的心智能力、才華、能量、智力、智慧、直覺，影響著一切。

即使你不需要、沒有意識到這些事情，要維持占據內部空間的事需要耗費能量，比如十年前對你來說有用，但對你今天的生活毫無意義的信念與設想，也許是你還在蹣跚學步時，因爲媽媽不常在身邊而產生的「沒有人在我身邊」的信念，或是因爲過去的創傷而設想「這個世界不是一個安全的地方」「我必須時時刻刻保護自己免受潛在威脅」。回到赤子之心——當你還是小孩時所擁有的那自由而自發的心——正是達到最佳心智功能所需要的。**你越能本著赤子之心行事，就能越不費力，也就越能放下不適合自己的事物**。不過，許多人往往沒有放下，還把所有能量浪費在緊抓和維持一切上。

你緊抓不放的事物占據了空間，消耗了能量。如果你持續下載應用程式到手機上，直到儲存容量快滿了，最終手機也會停止運作。

如果你下載了太多東西，不管是有用的應用程式，還是你從來沒開過、沒用過的，它們都會拖慢硬碟。拿到一支新手機時，我做的第一件事情就是把不要的應用程式都刪掉，因爲我知道，如果運行太多程式，手機的電池會比較快耗盡，然後就更常需要充電。我們的內心有太多雜亂的程式，你每天必須爲電池充電，爲整個心智充電，以及刪除舊檔案，並讓整部電腦和它的軟硬體都運作得更好，最快的方法是提升你內在蘊含的生命能量。

練習：你的心智在運行哪些耗損能量的程式？

這個快速練習可以幫助你確認哪些耗能量的程式正在你心中運行。我想要讓你真實看到，你的心智是如何不必要地用掉內在資源、能力和能量。此外，這個練習在下一章會變得很有用，幫助你連結到內心和情緒深層緊緊抓住的事物。

如你所見，第119頁是分成四個欄位的空白表格，請拿一枝筆，給自己五到十分鐘做這個練習。

在第一欄，請寫下十件最近你曾想過的事，那是生活中會引起你注意並消耗能量的事。諸如你的產品上市、你的老闆、同事、財務狀況、小孩、爸媽、氣候變遷，舉凡你想到的，無論是什麼，以一個詞或一小句話寫下來代表就好。如果你正在考慮換工作，就寫「換工作」，不用寫下什麼工作，以及哪裡、何時或怎麼換等細節。如果你不知道要怎麼辨別心裡想過的事，就想想你跟朋友或家人談過的事——我們最常談論的事，通常是內心所想之事的最佳指標。

以下示範這份清單可能看起來的樣子：

①換工作

②償還債務
③最近體重增加
④和伴侶或重要的人起衝突
⑤擔心政治局勢
⑥健康問題復發
⑦新的飲食
⑧照顧年邁的母親
⑨買車
⑩存錢回學校讀書

在第二欄，請於每一項的旁邊寫下你想到這件事情時產生的情緒，以加號「＋」代表正面情緒，減號「－」代表負面情緒。有時你會發現，有的情境——尤其是比較大的事情，例如換工作——同時會產生正面和負面情緒，這種狀況下你就可以同時寫下加號和減號。

寫完之後，把所有加減號加起來，結果看起來如何？你的清單是百分之十、五十、九十的正面還是負面？三十多年來，我觀察了成千上萬人，發現一般而言，大部分人的內心主要是百分之八十左右的負面內容。

我問你：你的心是如何比較正面和負面的呢？

我們在下一章會回到這個練習，進入更深層的探索（那時你將會填寫其餘欄位）。

現在我們可以說，正面思想會產生正面情緒，負面思想會產生負面情緒。顯然，負面思想和情緒消耗了我們的生命與能量，正面思想和情緒則會提升能量與生活品質。如果你想要提升能量並創造空間，讓更多正面情緒自然發生，就必須處理困住心智的負能量。

列出 10 件事	正面（+） 或負面（-）	產生的情緒	過去、現在、 未來

第五章　別困在過去與未來

你可能看過一部很棒的電影，叫作《今天暫時停止》，內容是一位氣象主播（比爾．莫瑞飾演）早上起床的時候驚覺自己重新在過前一天：相同的事件、體驗和人物，到最細微末節都相同。莫瑞飾演的角色發現自己日復一日活在這個怪異的模糊時區，困在永恆的昨日。

這部電影讓我們能夠從吠陀的觀點好好看清心智是如何運作的。聖哲看見人心原本就傾向困在過去，但是和電影不同，在眞實世界裡，你不知道自己的心一遍又一遍活在過去。周遭的事物看似不同，所以你以爲它們都有變化，其實，在你的內心，只不過是重複播放「被制約的心智」這塊一樣的舊卡帶而已。這就是心智的運作方式：把過去帶到現在，然後使用根據過去而產生的現在，去創造看起來像未來的事物——但其實只是過去的另一個再創版。也就是說，你的未來不過就是你的過去以

如果想要把心智帶回當下此刻、進入流動的狀態、與能量的來源及其中的智慧相連接，我們得先覺察心智困在何處——也就是困在過去與未來。

「新的」形式再現罷了！

我們沒有意識到這一點，花了一生在重複相同的經歷，並經常犯同樣的錯誤。心智困在曾經發生且無法放下的過去之中，然後產生差不多相同類型的念頭，進而發生類似的行動，導致相同或類似的結果。我們遭遇的結果可能因爲情境、人或關注的對象改變，而看起來有所不同，但是相信我，我們仍在同樣的圓裡兜圈子。你記得「瘋子就是重複做同樣的事情，然後期待出現不同的結果」這句話嗎？歡迎加入《今天暫時停止》！

如果想要把心智帶回當下此刻，進入流動的狀態，與能量源頭及其中的智慧相連結，我們得先覺察**心智困在何處**——也就是**困在過去與未來**。當我們處於當下，心智會靜止、冷靜、有力量且聚焦，沒有不必要的活動。讓我們偏離當下的心智活動，不外乎與兩件事有關：過去或未來。若你觀察自己的心，會發現自己不斷被關於過去和未來的念頭——以及這些念頭帶來的負面情緒——給逮住。這正是耗盡我們心智活力，並且對整個系統帶來壓力的惡性循環。

你是否曾經好奇這些念頭從何而來？它們在無預警之下跳進我們的腦袋裡一整天，大部分還是我們不想要的。所以到底是怎樣!?它們到底是從地球上哪裡冒出來的？

根據吠檀多的說法，**所有的念頭都起源於「回憶」**（smriti）。每個念頭，無論正面或負面，都是由過去所創造，我們想要以全新的心來回應生活的每一刻，但實則不然。上一章曾提到，在冰山尖端上，那些我們能覺察的念頭，來自沉潛部分的記憶庫。我們在環境中看到某樣事物，有意識或無意識地刺激了感知能力，觸動一個念頭從深處沉潛的廣大記憶庫中浮上水面。對我來說，這個概念挺嚇人的：我們眞的命中注定得一遍又一遍重新活過同樣的鳥日子嗎？——就某種程度而言，是的。

當你在街上看到一隻比特犬，你不只是看到一隻比特犬——你可能是看到小時候攻擊你的那隻比特犬，或者看到你朋友最近救的一隻親人又可愛的比特犬，這些在你的內在世界發生了同樣的事情，並造成刺激。假設你剛訂婚，而你一直想像著未來婚姻的樣子，你關於婚姻的念頭只是對「結婚」這個概念單純而立即的反應，它們受到你心中蒐集、儲存並標上「婚姻」「離婚」「家庭」標籤的資料，以及其餘相關的無盡清單所影響，包括小時候對父母互動的觀察、你所看過探討婚姻和離婚主題的電影、你已婚的朋友在ＩＧ上很幸福的照片、你和朋友針對他們和伴侶相處困難問題的對談……你可能以爲自己只是在想像婚後的未來，但在覺察不到的狀態下，你的心正在進行一趟穿越過去的旅程。

當一個念頭浮上水面，理智就會評判、分析並仔細研究那個念頭，從每個角度觀察，並且把它分割成百萬個小碎片。即使我們是第一次經歷或學習某件事，心智還是會挖掘舊檔案，影響我們感知事件的方式。這就是**制約**，也就是爲什麼同樣的事情在我們身上一遍又一遍發生，以及很難突破舊有模式的一大理由。

如果想要生活中有一些新的變化，就必須知道自己在記憶庫中正緊抓著什麼，如此就能有意識地選擇要使用或拋棄，但從來沒有人教導我們做這些。我們可以清除掉堆在記憶庫裡的檔案（稍後會學到這些技巧），但殘酷的第一步，是知道過去和未來究竟對現在的我們進行多少掠奪。

吠陀對心智的認知是：**記憶**定義了我們的人格，並決定我們如何看待這個世界。比如說，我在印度長大，我的原始設定就是共有的思維方式，好處是我天生就擅長合作與團體活動，壞處是我固有的反射總是會想什麼對團體而言才是最好的，而委屈自己的需求和欲望。

過去引導了我們思想的方向，而支配我們如何行事，進而決定我們在生命中創造的事物，並鞏固我們依據過去經驗所創造的信念與觀念。這表示：我是誰、我現在生活過得如何、我如何創造未來……都由過去決定。我不覺得需要我來告訴你這件事：不只有愉快的記憶和快樂時光塑造了我們的觀念，驅動我們並造成一遍又一遍重複掙扎的最大部分，是負面的過去。由過去產生的負面思想和情緒是一個無盡的循環，比任何可以想像到的事物都要消耗更多心智能量。過去發生了不喜歡或不公平的事使我們受傷，不僅如此，現在還要再次受苦，消耗自己更多能量，

我是誰、我現在生活過得如何、我如何創造未來……都由過去決定。我不覺得需要我來告訴你這件事：不只有愉快的記憶和快樂時光塑造了我們的觀念，驅動我們並造成一遍又一遍重複掙扎的最大部分，是負面的過去。

只因爲我們仍然帶著這些事，甚至帶到潛在的未來。**過去的事件汙染了此刻，而我們以此刻創造未來。**

那未來將會如何？你的心越困在過去，就會越困在未來。如果你可以翻動記憶庫裡封存的檔案，會發現不只關於已發生事件的記憶儲存在那裡，還有你的憂慮、夢境、對未來的渴望……這些都是依據你的過去經驗而來。在心智層面，未來不過是預期的過去。我們蒐集一點一滴的資訊——多年來蒐集到的學習、經驗、資料、概念、假設、意識形態還有信念系統——然後把它們投射到尚未來臨的未來。這趟過去與未來的旅程——思忖已經發生的事，然後擔憂可能發生的事——是心智之中使用能量最沒效率的程式，爲什麼？因爲它永遠不會停止運行！

花點時間認眞觀察自己。你花了多少時間跟能量在想昨天發生的事或五年前發生的事？或是明天可能發生的事或六個月後可能發生的事？你知道無法改變過去，未來也不一定會如你所想像發生，但你可曾停下來想想自己浪費多少時間在這上頭？如果你很誠實，答案就會是「很多」。在過去與未來之間不斷擺盪，只是你心智的本質。根據我們的經驗，大部分人這些關於過去和未來的思考，至少有百分之八十是負面的。如果正在你心中運行的十個檔案，有八個是負面的，自然會影響你對現在發生的事情的感知和觀念。你沒辦法把事情看清楚，而會透過負能量的濾鏡來看待它們：「我每次都發生這種事」「這從來都不是一個好點子」

「我不知道能不能做到」「我只是不太確定」等。

看看你自己的人生：如果發生了十件正面的事，以及一件負面的事，你會記得什麼？有人對你說了十句讚美及一句侮辱，是侮辱比較有能量，還是讚美？你工作一整天，有十件超棒的事情發生——你跟朋友一起吃午餐、和老闆有一段很棒的對話、任務都順利進行——但回家時因塞車，而在路上多耗了三十分鐘，讓你的晚餐聚會遲到了，哪一件事會比較引起你注意？正能量花了你比較多的時間，還是負能量？——對大部分人而言，是負能量。

再一次強調，這不過是心智的本質。佛洛伊德說，所有儲存的記憶都有特定能量蘊藏其中，而負面記憶蘊藏的能量比正面或中性記憶更強大。現代科學也表示，我們的腦部天生就帶有自動化的負面偏見，在資訊處理的最早期就可以偵測到。我們天生對令人不悅的消息超級敏感，這可以避免我們受到傷害，所以當然是很有價值的一件事；不過，這也表示相同的壞消息偏見在生活中的方方面面運作著。

負能量帶有的電荷比較高，意思是它消耗較多能量。無論我們是主動想要記起過去發生的不愉快或試著壓抑它們，都眞的消耗比較多能量。要讓痛苦或創傷的記憶沉潛在吃水線之下，讓我們看不見，就必須消耗很多能量。負電荷越高，記憶就越常被觸動，然後就需要更多能量把它刻意藏起來。

當然，反思過往不一定是件壞事，我們可以從過去學到教訓，幫助我們理解自己的現在，還有提升自己的未來，但老實說，這不是我們在大部分時間裡眞正做的事。我們會一直想著過去，困在某件放不下的事情裡。

幾年前，我朋友在高速公路上開車並出了意外，從那之後，她總會把「開車」這件事和「這超過我的負荷、不安全、我不擅長做這件事、我不喜歡這件事」等念頭連結在一起。她可能試著從自己的覺知阻斷這些念頭，但它們還是一直在那裡；她的心困在那場意外裡，影響她現在對開車（以及她自己擔任駕駛）的感覺，而且也會把這些感覺帶到她的未來。她不僅沒有學到是什麼原因導致這場意外，還讓這個經驗對自己及駕駛行爲產生後悔、焦慮和批判。這就是我們做的事：教訓很單純，但我們編了很多故事，然後困在故事裡。她沒辦法回到過去然後抹除那場事故，但是她的心也無法放下那場事故。我們無法對過去做任何事，但過去仍然影響我們一生——工作、人際關係、健康、安適，還有生活的樂趣。

就我朋友的例子而言，不難發現每次這個循環被觸發的時候是如何消耗她的心智生命力和活力。每次她坐上車，這個循環就帶來更多心理負擔、更多念頭，還有更多負電荷。

困在未來也同樣消耗能量。關於未來的念頭會帶來興奮與希望，但它們更常帶來恐懼、擔憂、焦慮和最極端的恐慌，而這也會掠奪當下！

我們喜歡透過煩惱事情來覺得自己正在「搞清楚是怎麼一回事」；但是，請回答我，「煩惱」何時真正幫助你找到解套方法了？

人生中有太多事情超越我們所能掌控，事情不一定照計畫的方向走，即使所害怕的未來來臨，現在帶著擔憂行事對我們也沒有幫助。

我們喜歡透過煩惱事情來覺得自己正在「搞清楚是怎麼一回事」，但是請回答我，「煩惱」何時眞正幫助你找到解套方法了？如果你正爲了可能丟掉工作而擔心，你現在工作的時候就無法專心或有好的表現；如果你對財務狀況感到有壓力，導致夜不成眠，那就會奪走你發展替代收入來源的創造力。你的煩惱和焦慮可能會影響你的健康，於是就消耗更多能量，然後讓你的思考能力跟決策能力更差。你看見自己是如何創造一個自我實現的預言嗎？這就是你的未來如何扼殺你的現在。

✧ 情緒耗竭

花越多時間在過去和未來，就越會把自己困在再次創造出過去及隨之而來的負面情緒之中，這些情緒與它們觸發的自我批判消耗的能量最多。情緒是單純的能量，它們是系統中生命力單純的上下運動（所以情緒的英文爲 e-motion），如果讓情緒照它們的進程走，它們來得快去得也快，帶有負電荷的情緒會消耗能量，帶有正電荷的情緒則會提升能量。當生命力高漲，處理情緒時就比較不帶批判，並且如流水般來去；當生命力低下，負面情緒會製造深如大峽谷般的裂谷。

每個負面情緒都是對過去或未來的反應，從未在當下這一刻。讓我們看看憤怒，憤怒總是與你不喜歡並且拒絕接受的某個事件、情境或人有關；然後看看焦慮，當你執著於某件事未來可能出包，就會引起焦慮。我們說這些情緒是負面的，不是因爲它們天生就不好或有錯，而是因爲它們會干擾心智，對你的能量、觀點及生活品質有負面的影響。想想你被惹毛或感到哀傷時發生什麼事——你會有更多能量、更專注，還是分心又煩躁不安？當你感到喜悅或愛時，對你的能量和專注力有什麼影響呢？正面情緒因爲能夠增加和補充生命力，所以稱爲正面，它可以帶你回到當下。當你對摯愛之人心懷感激，或者聽到好消息，就會發現自己更輕快、興奮、帶有能量過完一整天。

聖哲意識到，我們想要的一切，與放下過去和未來，然後回到當下此刻的能力有關，那即是瑜珈、靜心、各種療法和抒壓方法，以及其他所有我們爲了提升自己所做之事的最終目的。心智臨在當下，就會體驗到人生中想要的所有事：幸福、愛、連結、清晰、專注、活力，以及完全活出自我的感受。

當我們不在當下，正面的感受和時刻就會稍縱即逝。回到婚姻的例子，訂婚可能是你人生中最幸福的經驗之一，但只要幾小時或幾天，心智就會插手，然後說：「嘿，我希望這可以持續下去。」或者你會開始擔心婚禮的花費，或是糾結在未來伴侶的某些煩人事上。你會注意到，當你的系統耗竭的時候，這樣的情況會發生得更快。當能量低下，心智會更容易困在過去與未來，帶來更多負面念頭和情緒，結果正面的經驗變得更短暫，因爲你沒有在當下與它同在。你希望能夠享受當下，心智卻被困在其他地方，甚至還很享受被困在那裡。

✧過去的情緒：憤怒光譜

當我們發現自己在想著過去的美好時光，可能會覺得很懷念或感受到愛，但那些是盤旋在你心頭的事嗎？可能不是。心智很快會被不是那麼順利的事情吸引。我們執著在過去的掙扎與艱辛上，這些事情通常帶有憤怒、後悔、罪惡感與責備等感受——我把這些稱爲情緒的「憤怒光譜」。

憤怒總是與你不喜歡而且不能接受的人事物有關。它從沒耐性、厭煩、煩躁開始，進而變成躁動不安和挫折，最終變成全面的憤怒、敵意、暴怒和暴力——這才只是第一階段而已，還沒完呢！接下來會發生什麼事？

假設你對先生或小孩感到**憤怒**，你的憤怒爆發之後，通常隨之而來的是**後悔**，在此我們進入第二階段：我知道我累了，而且過了漫長的一天，但是，不應該吼小孩的，我不想要他們長大之後恨我。隱約質疑已經過去的那一刻，後悔期就開始了。如果在那一刻你可以說，喔，某件事情讓我生氣，所以我變得沒耐性，然後對我愛的人大吼，你就會道歉，接著前進到新的一刻。問題就在你不會就此算了，而是不斷**質疑**自己，然後對自己的行爲後悔：我爲什麼做了這樣的事？我不應該這麼做的，我怎麼了？

如果你不在第二階段停下來，這份質疑會擴大，然後進入第三階段：**罪惡感**。它不再只是質疑，現在還有一種自我批判、輕視自己的感覺，以及覺得自己有瑕疵或不夠格；你開始質疑自己的價值。在罪惡期，你會使用自己的能量來對抗自己、重重打擊自己；你開始讓你的行爲「不朽」：我永遠都會這樣做，我一定有什麼問題。

你能夠持續重重打擊自己多久？到某一刻，你會用盡能量而無法繼續打擊自己，身心都傷痕累累。你不斷告訴自己，我很壞、我不好、我總是搞砸，然後你就再吸收這所有針對自己的負能量，這會把你帶到第四階段：**責備**。你開始需要讓自己的行爲看起來正當，還有做一些事來緩解罪惡感，所以你開始爲自己所做的事情編故事、解釋、搪塞理由，這是一種釋放強大罪惡感壓力的方法。我這麼做是因爲我先生惹我生氣；我這麼做是因爲我媽在我小時候常常這樣對我；我這麼做是因爲最近工作壓力很大……我不是說這些理由不正當——它們可能是正當的，但你其實只是在對自己重複這些理由，好讓你能和罪惡感共存。大部分時候，你會從自責開始。如果你一直爲了自己做錯的事情責備自己，你只能不斷自責，直到你開始把矛頭指向其他人或其他事爲止；然後，如果你責備其他人夠久，遲早會回到那個循環，又開始責備自己。

整件事最糟糕的部分是：每次憤怒循環自我重複時，就會變得更強烈。你會沿著憤怒光譜更進一步，煩躁變成挫折，挫折變成敵意，敵意變成暴怒。你每次都會往光譜的右邊前進一點，除非你找到恢復及回到中心點的方式，否則憤怒的念頭和情緒只會變得更強大，然後消耗你更多能量；而你的能量越低，就越會困在這個循環裡團團轉。

即使你對情境本身無可奈何，因為單一情境而困在一個憤怒循環中好幾年，甚至好幾十年，都是很有可能的事。你可能會說自己正在回顧過去，想要從中得到教訓，但如果你已經得到教訓，就再也不會覺得憤怒或怨恨。當你學到教訓時、當你找到那個情境的意義時，你的能量就翻轉了。你會覺得舒展、興奮、有力量，準備好放下過去向前邁進，憤怒會自然消失，你就回到當下一刻，準備好活在當下了。用來測試你是否從過去學到教訓的方法是：你是對自己的成長覺得開心，或者依舊在對出問題的部分無謂呻吟與抱怨？

用來測試你是否從過去學到教訓的方法是：你是對自己的成長覺得開心，或者依舊在對出問題的部分無謂呻吟與抱怨？

✧ 罪惡感會蠶食鯨吞你的生命能量

在憤怒循環中，時間拖得最長、最消耗能量的階段就是「罪惡期」，這是我們所能經歷的情緒之中最毒害、最耗能量的一種，它會操縱並改變我們的細胞結構，甚至很可能會改變基因表現。研究顯示，自責的人（自責就是通往罪惡感的閘門）血液中有比較多的發炎標記，稱爲**細胞激素**，而細胞激素會造成很多慢性病。

多年前，我的一位摯友被診斷出白血病。在完成一次化學治療療程的一週內，他經歷了癌症的猛烈發作，醫生只好建議進行骨髓移植。爲他進行移植的主治醫師過去在車諾比核爆點進行過廣泛的研究，研究輻射對健康的影響：爲什麼有些人的癌症侵略性比較強、對治療有抗性，有些人則是撐過化療，並且再活了好幾年？他發現，**「情緒」在疾病的進展與恢復中扮演了極度重要的角色**。他的理論是：**罪惡感會讓細胞與基因突變，使免疫功能及整個身心系統變弱**。奇怪的是，我朋友是一生都爲了強烈罪惡感而掙扎的人。

我們常常無意識地利用罪惡感作爲持續某種不良行爲的方式：如果你對某件事有罪惡感，你的心智會把罪惡感當作你「沒那麼壞」的記號。對所發生的事有不好的感覺，會創造某種程度的隔離，讓你以一種微妙的方式持續相同行爲，並且陷入相同的制約心態。

此時你有兩種比較好的選擇：**（一）停止感到罪惡，就做你想做的事並承受後果**；或者，

（二）停止思考這件事，改變你的行事方式。如果做了以上任一件事，你就會回到當下這個接納的位置，但我們不會這麼做；反之，我們會持續重複相同的行爲，然後有罪惡感。

這個循環聽起來會像這樣：「我做了壞事，但我感覺很不好，所以其實我沒有那麼壞，所以讓我繼續做這件事吧。」這就是完全困在過去的模樣，完全與自身的活力、潛力和感受斷了連結。讓我說清楚一點：太多罪惡感會導致一個人與自己的心和感受斷了連結又疏離。我總在完美主義者身上看到這個情況，他們**困在對自己的憤怒、挫折、責備和罪惡感中**，困在這個有毒的迴路裡。

我可以想起這樣的循環在禁語避靜之前對我有多大的影響，它還是常常發生，只是不如以往那麼頻繁。**完美主義者會對自己生氣，但是這股憤怒非常壓抑、潛藏**，它的顯化方式是內心非常挫折，然後很快對自己和他人投予無聲的批判；最終，當內心中毒很深的時候，你必須藉由責備他人，或者把責備內化，直到與其他人隔絕，才能夠釋放自己。這種方法絕對沒有能量，不僅創造出沒有熱情的生活，甚至是行屍走肉。

你是否曾經注意到，完美主義者沒有什麼創意？你不會想要一個完美主義者來領導你的創新部門，他們會把事情搞定，卻不擅長找到新的解決方法和可能性。完美主義者沒有能量、清晰或心理空間來搞創意構想或玩些新點子，因爲他們的過去已經消耗了太多心智能量。他們可能很成功，卻爲這份成功付出很大的代價：長期壓力、身體健康出問題、焦慮、憂鬱、孤立，最終筋疲力盡。

✧未來的情緒：恐懼光譜

如果你曾經對自己說「那聽起來不像我」，那你現在要注意了。如果你不是花大部分時間困在過去，就是花大部分的時間困在未來。

與未來有關的念頭會帶來恐懼光譜的情緒，這也是一點一滴開始累積的。一開始聽起來可能是：「我不知道，我不確定，但是如果……怎麼辦？」由懷疑和不安全感、不信任自己開始，接著往煩惱的方向移動，再往恐懼的方向移動；如果持續感到恐懼，就會變成長期焦慮，最終會變成恐慌發作。從最不明顯的自我懷疑開始——你甚至不會意識到它——一路變成需要藥物控制才能平靜下來度過日常生活的狀態。這所有情緒的根源是對未來的負面憂慮，唯一的不同是強度。你可能會爲了明天工作時要做的簡報而煩惱，或者懷疑自己是否有能力讓新的生意成功；到某個時間點，煩惱的雪球越滾越大，讓你睡不好或睡得太多；你無法直接思考，而且不能專注在正在做的事情上；你爲了保護自己而開始退縮，開始從自我保護的角度行事，甚至製造更多不安全感和懷疑。這是恐懼光譜的惡性循環。

第一階段是懷疑和不安全感，第二階段則是充分發展的恐懼，這是過去的記憶被強烈觸發的時候。你被拋回過去，開始打開心裡那些熟悉的或只有一點點相關的舊檔案，然後被拋到一直讓你煩惱的想像中的未來。你會想起被炒魷魚或背負債務的時候，或是下場淒涼的第一次約會；你用過去的例子來加強恐懼，使恐懼變得正當；你的心態不再有創意、有彈性；你正處於迴避及控制傷害的狀態。

請注意，不論是新的人際關係、新的生意，或者其他任何你希望人生中擁有的機會及可能性，都會被這樣的恐懼循環消耗掉興奮感和能量。而當恐懼變得夠強烈，你就會到達第三階段：焦慮和恐慌。你內在處於完全停擺、封鎖的模式，恐懼已經超越特定情境，影響你生活中的一切。你被憂慮不安折磨，而且會一直有「哪裡不對勁」的感覺。

注意這些情緒如何與過去和未來連結。你必須看見，在與未來有關的情緒之下，潛藏的永遠都是關於過去的情緒，這就是爲什麼吠檀多說所有念頭（即使是關於未來的念頭）的根源都是「過去」。如果有人跟我抱怨他覺得焦慮，我知道有百分之九十九的機率他必須處理的是沒有抒發的憤怒。那個人可能對職業生涯的方向覺得焦慮，但只是他的「意識」這樣以爲，那只是冰山的尖端；在覺知的表層底下，過去和過去的情緒驅動著這些恐懼。在焦慮和自我懷疑底下，是憤怒——通常是對自己曾經做錯的事，或者沒有達到自己期望的方式而產

> 心智就像一個彈珠臺，無止境地在昨天和今天之間來回彈射，而我們為這累人旅程付出的代價，就是眼前這一刻的品質。

生的憤怒。自責和自我批判使他不信任自己有創造出想要的生活的能力。**自責是一個超大的己開啟檔案，會觸發其他上百個相關檔案，產生關於未來的負面念頭和感受。**簡單的眞理就是：**聚焦在什麼樣的事情上，就會在生活中創造更多這樣的事情**，這是基本的吸引力法則。但是當我們能夠理解、認知並處理潛意識裡面問題的深層根源，意識當中的念頭和情緒自然而然就會轉化。這就是心理治療的大前提，從冰山的底層改變方向，表層自然就會跟著改變。

你有發現整個遊戲多麼巧妙又瘋狂嗎？我們的心就是這樣！心智就像一個彈珠臺，無止境地在昨天和今天之間來回彈射，而我們爲這累人旅程付出的代價，就是眼前這一刻的品質。你現在可能看不出個所以然，但如果你把所有後悔、罪惡感、煩惱的時刻相加起來，就會看見自己的人生浪費了多少。把數目加起來：你的一天當中有多少時間浪費在沒辦法改變的事情上？放大到一週來看，然後是一個月、一年，這就是你花費寶貴能量和生命力之處：不是花在你想要建構和創造的事情上，不是花在你喜愛的人或活動上，也不是花在你自己的安康上，而是花在過去和未來，而過去和未來只有在你心中是眞實的。

練習：找到你的情緒程式

停留片刻，然後回到上一章最後做的練習，現在要來填完最後兩欄。

看看你在第一欄寫的項目，問問自己，每一個念頭產生的確切正面或負面情緒各是什麼，標注你的感受，盡你所能越明確越好：喜悅、愛、興奮、憤怒、挫折、不安全感、焦慮……無論是什麼，都把它寫在第三欄。

在第四欄，寫下每一個項目是與過去、未來或現在相關（現在不是「最近」或「進行中」，而是當下這一刻）。以P代表過去，F代表未來，N代表現在。

看看你花了多少時間在過去和未來！你所想的一切差不多都是跟過去或未來有關。對你來說，哪一邊占比較多呢？你比較容易因為過去而困在憤怒、罪惡感和後悔之中，或者因為未來而感到焦慮和煩惱？把它們加起來之後，你花了多少時間和能量在這些事情上？它們比你想像得更快消耗你的能量，而且這只是在表層，也就是冰山水面以上的部分。你可以想像在底層發生什麼事嗎？

✧ 過去和未來都不是真實的

《薄迦梵歌》是重要的吠陀典籍，有七百節詩句，其中有一句非常有名：「眞實的存在，虛假的不存在。」過去和未來皆是虛假的，而且永遠不存在。我知道這有點拗口，這些文字看起來抽象又深奧，但它們蘊含非常實際的眞理：**過去和未來都不是真的**，它們和當下這一刻不同，不是「眞相」，你永遠不可能改變它們。原因很簡單：除了在你心裡，它們其實並不存在！

這又是什麼意思？未來僅僅是我們對於現實應該、可能的樣子的想像，它只是幻想；而我們所想的過去，只是儲存起來的記憶——從一開始就被自己的觀點影響的記憶，而且非常可能隨著時間而改變和變調。記憶不過是我們自己對於所發生事件的描述，而且從來不可能是精確的描述。

針對目擊者證詞的科學研究顯示，在現場的不同人對於完全相同的事件所記得的內容，卻是大相逕庭。目擊者的描述相當不準確，以至於經常干擾法律訴訟程序。當我還是檢察官的時候，經常遇到四位目睹同一件事的目擊證人，每個人都說了不同版本的故事，然後把矛頭指向不同人的狀況，次數多到我都數不清了。那時我開始意識到，我們稱爲「記憶」的東西並不是眞相。

即使你覺得自己很清楚地在回想某件事，此刻它只存在你心中，所以它不是眞實的，永遠不會是。它不存在，它已經如夢一般逝去、過去了。做夢的時候，夢對你來說是眞實的，即使有時候你從有人在追你的夢中醒來，心臟還是跳得很快，雙腿被床單捲住了，彷彿你想要逃跑一樣。發生的時候感覺很眞實，但是在夢境結束時，你只剩下迷失和不確定的感覺，然後很快地，夢境逐漸褪入記憶之中。有時候你醒來，甚至不記得發生過什麼事，只有很模糊的感覺，覺得自己做了一個不是很好的夢；幾個小時之後，夢境已消失得無影無蹤，不復存在，正如你還沒夢到它之前一樣並不存在。

如果你觀察自己的人生，看看昨天發生和一個月前發生的事，那些事情再也不存在了，卻左右著現在存在於你生活中的事。也許你的母親或父親在你很小的時候拋棄了你，或者你投入所有希望和夢想的職業生涯一直不順遂，當你活在這些事件中，它們非常眞實，而且會產生影響；然後，一段時間過去，它們依然與你同在。某一刻，你必須醒來並意識到，它只是一個夢，它是過去，已經逝去了；它現在不存在，也因此它不是眞的。你學到教訓，而現在在它已經過去了，你現在由新的一刻從頭開始。藉由緊抓住已經發生過的事，在你心裡讓它變成眞實的，藉由一遍又一遍重述故事，一直提醒自己「我發生過這件事」，你讓自己變成

某一刻，你必須醒來並意識到，它只是一個夢，它是過去，已經逝去了。你現在由新的一刻從頭開始。

受害者，而且給了過去更多力量。此刻，你是以過去的力量在運行，而不是現在的力量。

我們永遠都可以選擇放下過去。歷史上大部分的知名領袖和有遠見的人都經歷過苦不堪言的不公不義和創傷，他們卻活出不可思議的人生。事情發生在他們身上的時候是眞實的，而且塑造出他們是誰，但是爲了在人生的道路上邁進，他們決定活在當下。你覺得曼德拉花了整整二十七年在牢獄之中對他所經歷的不公不義生氣和怨恨嗎？不，他接受過去，並選擇做現在能做的事，帶來改變。不過，我們甚至不需要去看這些罕見的例外，你身邊有許多人，包括你自己，曾經拾起又放下過去許多次，然後擁抱現在，創造出驚人的未來。安東尼・瑞伊・辛頓因爲自己從未犯過的罪行，而被關在死囚牢房三十年。二〇一八年四月，在他被釋放不久後，他告訴記者：「痛苦會扼殺靈魂。我沒辦法去恨，因爲《聖經》教導我不要去恨……怨恨對我有什麼好處呢？」

此刻在你眼前的才是眞實的，爲什麼要對行不通的事生氣？爲什麼要對沒有好好對待你的男朋友、女朋友、母親、父親生氣？這些如影隨形的事浪費你的時間、力氣與大部分的生命能量，你花了這麼多寶貴的時刻重回過往，再經歷一次那份痛苦，即使你是再經歷一次過去的榮耀，仍然是在浪費現在這一刻。

吠檀多有一個很美好的地方，就是它以整體觀點看待心智，不帶對或錯、正面或負面的判斷。我們不只是追求正面的事、遠離負面的事，吠檀多告訴我們正面和負面共存在生命中，它們都是生命的一部分，其中一方提升，也會賦予另一方認同和價值；我們因為負面事物，而珍視正面事物，對過去和未來想得太多——即使是在正面意義上——也會讓你無法聚焦於現在所擁有的事物，而你對未來的正面期望也很容易造成失望，然後就轉變成後悔——來了，再一次困在過去了！如果你希望新的生意可以賺十萬元，卻只賺了九萬，我敢打賭你不會把焦點放在九萬元的成功上，而是會放在為了賺到十萬或十一萬元而應該做（或可以做）的事情上。這就是失望如何開啓後悔、罪惡感、責備和挫折的向下螺旋——直到我們困在窘境之中。

對過去和未來的無限循環思考是心智的基礎本質，但不代表你得永遠深陷其中。尋求自由的第一步，是做你現在正在做的事：覺察到你正困在循環中的事實，並且知道你寶貴的心智能量正花費在根本不是眞實的事情上。

第二步，你必須對自己因為困在過去所付出的代價有所醒悟。好好觀察你付出的代價，你仍困在迷霧之中，你假設停留在過去有價值，對你而言行得通，但如果你對自己誠實，會看到這樣做一點價值也沒有！它正在扼殺你。

大腦喜歡過去，因為過去熟悉又安全，但當你意識到停留在過去對自己的傷害有多大，你就學到一課了，而這會使你的能量向上翻轉。別因為停留在過去而批判自己——只要意識到它正在發生、接受它，並對自己正在採取行動以創造改變覺得感恩。**當你的心態由批判轉**

變為感恩，能量就會激增，這就是突破舊有模式的開始。

稍後會在本書中學到一些工具和技巧——呼吸法、吠陀靜心、日常運用法及心態轉化法——對於讓心智重新回到當下也有幫助。但是現在，最重要的事情是好好觀察你的內在世界運作的方式。我們必須先了解自己的作業系統，才能夠把它升級。

要改變你對過去的感知，請記住兩個重點：

①**過去只是一場夢。**

②**即使你現在感覺不到，過去發生的事情仍會對你產生某些意義。**

首先，當你把過去看成一場夢——當你眞正意識到**它已經過去了、已經結束了、已經完成了**——你就把自己從那份壓力釋放了。接下來，你必須意識到事情就必須是這樣，其實有更遠大的計畫爲你的人生而準備，超乎你想像。不要批判自己，事情就必須是這樣才會對你更好，今天你不一定能夠明白，但有一天你會知道。大部分時候，你只能回頭把那些點連起來，而不是往前連。當你能夠發展出信仰還有從更宏觀的脈絡看待人生的能力時，就會知道。我不想在此冒險談論神，我只知道信仰無形的力量，可以獲得很多很多。

如果你相信，因爲人生有更大的計畫爲你而準備，所以事情必須是這樣發展，就會讓自我接納、自愛、自我疼惜來到你的生命中。你減少了負面的自我批判，開始從更深處的慈悲心行事——不只是爲了自己，也爲了有意無意曾經傷害你的人。

✧ 回到當下

對人生有更宏觀的視野，可以幫助我們回到當下這一刻的遼闊，這是吠檀多的原始目的：教人活出圓滿、充滿活力的人生，完全沉浸在此時此地。我們脫離困住自己的過去與未來，把重心錨定到現在這一刻，就超越了制約思考方式的僵化框架，浸入純淨意識之海——能量與智慧的場域，也就是生命的本質。當你潛入海中，你的憤怒、後悔、恐懼、煩惱與責備帶來的限制、緊繃和限縮都會被沖走，就像在瀑布下淋浴一樣，你進入心智非常寬廣的狀態，稱爲當下此刻，你會體驗到能量的爆發。

艾克哈特·托勒並沒有發明「當下的力量」，在印度智慧傳統中，已經談論當下的力量數千年之久。吠陀經典總是把當下的力量描述成我們的存在所蘊含的本質，我們天生就有這份力量。孩提時，我們完全活在當下，我們的聲音、眼神還有微笑當中有無窮的力量。眞正的靈性旅程是回到內在力量所在之處，該如何到達？吠陀系統提供了路線圖，其中充滿了聰明的工具、技巧和智慧，告訴我們重新與當下的力量連結的基本方法。

第六章 「正念」的陷阱

我們的其中一部分——心智——影響了生命中的一切，遠超過其他任何部分，但令我驚訝的是它並沒有使用手冊。這對我們所做的每一件事都有重大影響，卻沒有半個人教我們心智究竟如何運作，或者如何讓心智在最佳狀態下運作。學會搞定雙耳之間的空間所發生的事，是人生中最大的障礙，也是最漫長的旅程。

經過先前的討論，我確定你同意自己需要工具的幫忙，才能停止額葉皮質無止境的喋喋不休，並且開始刪除記憶中不必要的舊檔案。如今，我們的內在和外在世界之中，混亂的事物持續發生，我們只會更需要有效的工具來處理心智。當我們不斷快速地創新和進化，與自己和他人也會越來越無法連結；我們對於要做更多事、達成更多目標感到相當焦慮。世界以極快的步調在改變，要趕上它的速度又帶來更多壓力；造就今日的事物到了明天就過時，現在有影響力的東西一年以後就會被遺忘，成就的保質期限跟我們的注意力持續時間一樣，變得越來越短。我們已經內化的觀念是：如果不跟上，就會遠遠被拋在腦後。

這個無情的壓力從不間斷，心智更深的層次都沒辦法休息。科技占了這個問題的一大部分：我們和電子裝置連結甚深，以至於心都無法停下來。看一下手機是我們每天最後做的一件事，也是每天早上起床做的第一件事，在這之間，也沒有少看手機。當心智受到更多殘害，睡眠就變得更難以掌握。過度思考、規畫、制定策略對我們而言已是無法停止的常態，即使試著要休息也停不下來。

心智欠缺的是休息與放鬆，而我們可以達到休息與放鬆的方法是靜心。你可能很熟悉「正念」靜心，這是現今西方社會最流行的靜心技巧之一。這種做法有很多好處，也是靜心很好的起點。但只要試過的人就會跟你說，這個做法的早期階段就讓人沒辦法放鬆！其中一個原因就是你剛剛讀到的，我們在家裡或學校從來沒有被訓練過如何處理心智不間斷的活動，從來沒有學過如何放鬆。「正念」眞的會讓心智適得其反，沒辦法休息。

「正念」是透過「專注」及「監視」念頭來訓練你的「專注肌肉」，這麼做有它的價値，但你要達到這種比較進階的程度，才能眞的達到冷靜與平靜。我們接下來會看到，透過不費力的靜心法可以讓心智更容易靜下來休息，幾乎是馬上見效，但首先要來看看現在「正念」變成處理心智的流行方法後，會面臨哪些機會跟挑戰。

> 「專注」聽起來很棒，但是有多少人真的有能力專注在眼前的事物上一段時間，更別說專注在「呼吸」這樣細微的事情上？

✧「正念」是什麼？

我們經常聽到「正念」（mindfulness，爲「帶著覺知」之意，但一般譯爲「正念」，指正念修習法），這個詞一向被廣泛運用（例如正念飲食、正念性愛、正念投資、正念教養等），但我們對它的意義往往只有模糊的印象。正念修習法的「正念」，定義是「專注、不批判地覺知當下」，最常見的培養方式就是練習專注在呼吸上。

我們先把定義拆解一下：「專注」聽起來很棒，這是你尋求「正念」最想達成的事，因爲你沒辦法如自己想要的那麼專注。由於你的心到處亂飄而且你覺得有壓力，所以你尋求「正念」，但是有多少人眞的有能力專注在眼前的事物上一段時間，更別說專注在「呼吸」這樣細微的事情上？畢竟，學校裡從來沒有任何一堂課教我們如何專注。我覺得，即使你以前沒有練習過，也會知道「正念」有多困難。就某種程度而言，專注是「正念」的先決條件，也是你尋求的結果，這就像是在問先有雞還是先有蛋。這是「正念」的第一個挑戰。

「正念」的第二個要求是「不批判」，這又是另一個要解決的難題。有多少人可以誠實地說，我可以不管自己的心，不帶批判地看待所有事情？打從兩歲起，我們的思維能力開始發展，便擁有人類最基本的自然傾向：一看到、聽到、嘗到或摸到一樣東西，就開始加以判斷。我們來看看這在你練習「正念」靜心的時候會發生什麼事：你要坐著練習「正念」，而當你準備坐下來的時候，感到一陣抗拒，這份抗拒表示你已經對這件事有某種程度的判斷；然後你會注意到一些念頭，你因爲有這些念頭而批判自己，即使你不批判這些念頭的實質內容，卻因爲你「不應該想東想西」而批判了自己，於是你告訴自己：「不要批判。」——又是另一道理性的命令，更多的額葉皮質活動。即使你已經練習一段時間，這還是可能發生，然後你開始問自己：「爲什麼我花這麼多時間練習『正念』，我的心還是這麼不受控制？」從這裡又開始滾雪球。我不是說這個情況一定會發生，但這是心智的自然傾向，而消除這個傾向是你尋求「正念」最想達成的事——所以我們再次發現，處於不批判的狀態既是先決條件，也是結果。

正念修習的第三個部分是「覺知當下這一刻」，這立刻把我們帶向相同的挑戰。保持「正念」代表保持覺知，保持覺知就是活在當下。「正念」的目的是處於當下這一刻，把心智帶回現在，以增進覺知，但就某種程度而言，「正念」的先決條件又是保持覺知和臨在。你要怎麼讓心智保持在當下？覺知呼吸，呼吸即是當下此刻，但這正是我們「做不到」的事。對大部分人來說，這只是一個惡性循環，只會讓你有掙扎的感覺。

✧「正念」的矛盾之處

你看到問題點了嗎？「正念」的方法與結果互相連結。我們談的「正念」是一種技巧——是一套讓你變得更有覺知的工具——「正念」本身也就是目標。爲了變得更加「正念」，打從一開始你就需要某種程度的「正念」，這是一個矛盾的狀況。我不是叫你不要練習「正念」，也不是在說其實這套方法對你沒有用；相反地，我要說的是，其實有更輕鬆快速的方法可以靜心，以及變得更加「正念」。

但首先，我們要把「技巧」跟「目標」分開來談。現代的「正念」技巧是一套特定工具，由兩千五百年前佛教的法則衍生而來（甚至可以追溯回吠檀多時代），以西方社會能接受的方式萃取和重新包裝。主要工具是**集中注意力**，練習持續專注在單一對象上，通常是專注於呼吸；接著還有**心理監測**，這是觀察一個人自身的生理或心理活動並將之歸類的過程：「我正坐著、坐著」「呼吸、呼吸」「思考、思考」「煩惱、煩惱」。基本概念是使你的覺知專注在呼吸或心理活動上，每次發現自己的心開始飄忽不定，就輕輕地把它拉回來。天啊，心真的是飄來飄去！

> 如果你看過伍迪·艾倫的電影，就知道他的角色總是會被某些想像中的災難困住。「正念」基本上要做的事，就是要伍迪·艾倫保持冷靜、平靜、不批判，要他由一個抽離、中立的觀點觀察自己，這違背了他的本性。

在「正念」練習當中，我們的注意力會一直從此時此地被拉到任何地方，就像在日常生活中一樣——就是這個，我們已成慣性的心會讓練習變得困難。

心緒飄忽不定才是讓掙扎有機可乘的點。想像一下：你每天行住坐臥，都有個伍迪．艾倫的角色在你的腦袋裡頭，不斷對你所想、所說、所做的事給予負面評價。很遺憾，但我必須說，如果你可以聽見自己的內心對話，你會發現，就某種程度而言，裡頭還眞的有一個伍迪．艾倫隨時隨地跟你在一起，我們每個人都是。

如果你看過伍迪．艾倫的電影，就知道他的角色總是會被某些想像中的災難困住。「正念」基本上要做的事，就是要伍迪．艾倫保持冷靜、平靜、不批判，要他由一個抽離、中立的觀點觀察自己，這違背了他的本性。

我們往往全神貫注在自己的問題中，這樣當然沒辦法看清楚自己！唯一能讓我們找到內心平靜的方法，就是讓自己腦袋以外的人幫助我們——朋友，或是治療師。治療師提供我們所需的中立觀點，清楚地觀察我們。但是，想像你只是和自己說話，而不是和治療師說話——現在，你所做的事更像神經病、更帶批判性、更混亂了！在療程中獨自坐著無法幫助你更加清晰，相反地，你只會變得更煩燥。這就是我們練習「正念」的時候常常發生的情形：我們在要求原本就已經不集中、帶批判性、困在過去與未來的心，變成充滿智慧又慈悲的佛陀。我們需要的是心智以外的工具，來轉化心智的習性。

看著目前關於「正念」的言論，我只看到伍迪·艾倫試著讓自己冷靜下來，卻往往在他自己的念頭之中陷得更深。我沒有看到在入門時幫助大部分人快速又簡單達到「正念」的方法。

✧「正念」與吠陀傳統

根據我教授數千人進行吠陀靜心（但不是西方社會所說的「正念」）的經驗，我認爲，儘管「正念」對許多人來說很有價值，但它並不是靜心；相反地，它是一個相當困難的靜心入門點。在吠陀傳統中，靜心的定義是尋求「在休息中保持機敏」的狀態，它是一種**讓整個心深度休息的工具**，然後我們自然能夠**以更高的覺知行事**。根據定義，我要再說一次，「正念」並不是靜心。也許在五十年前，「正念」第一次被引進西方社會時正是人們所需要的，但如今我們必須升級了。我們需要更深入、更簡單的東西，而不是專注的能力，你不覺得嗎？眞正遺漏掉的——我們在敏銳的專注力之外所需要的——是讓心智與記憶的每個層次深度休息，同時不費力地擴展覺知的能力。讓心智在最佳狀態下運作的解套方法，是必須從頂端到底部處理整座冰山，任何只有處理頂端的技巧都不夠完整。

我擔任吠陀靜心老師已經超過三十年。在全球各地教授古代靜心技巧時，我遇到許許多多需要並渴望平靜內心及撫平心中創傷的人，他們以為「正念」是解套方法，但並沒有「成功」。這些人告訴我，他們已經放棄「正念」的整個概念，並且正在嘗試某種新的飲食或運動，或是安眠藥。我覺得這很令人傷心，無數次大聲疾呼：「不、不、不，拜託！回去繼續靜心！」

如果聖哲和佛陀聽到今天的我們這樣談論「正念」，肯定會捧著肚子大笑。為什麼重點是讓心放鬆，我們卻把心操得這麼厲害？我們幹麼在原本就有的一堆鳥事上，加上更多心理負擔？我所觀察到的是，現代的「正念」是一趟困難、艱鉅又不完整的旅程。「正念」剛開始被帶到西方社會時，只有引進整個做法的極小部分；而今天，我很高興看到許多「正念」修習者慢慢把其他元素加進去，比如唱誦或戒律。我不是在否認單純運用「正念」修習方法的價值，但我想推薦更快、更容易減緩壓力、更活在當下的技巧。

這些技巧不是什麼新招，反而是來自靜心本身最古老的源頭。我們會在第八章深入討論，不過現在先繼續來看看「正念」常見的隱憂和限制。

✧「當下的力量」怎麼用？

我全然相信「當下的力量」，但更大的問題是：怎麼用？要怎麼變得更「正念」？要怎麼把心帶回當下這一刻？而根據我所看到的，「正念」對這些問題沒有任何容易、實際的答案。

有這麼多人在談「正念」，但你可能會很驚訝，到達進階階段前，超少人眞的能夠實行「正念」。我聽過許多「嘗試『正念』失敗」的故事，超乎你所能想像。長期來看，這不算是嘗試失敗，每件事都會帶來某種程度的不同，但實踐失敗是因爲大部分人失去耐心後放棄，才會沒有達到想要的效果。我聽到人們說：「我想要學習如何變得更冷靜與活在當下，但『正念』對我來說沒什麼用。」大部分人在自己的念頭無法靜下來的時候放棄「正念」，有些人則是被「正念」嚇到，甚至連試都沒試。規律實踐「正念」多年的人告訴我，他們依然很難保持專注在呼吸上超過一分鐘，有些人說，坐下來並與呼吸同在，對他們而言甚至比剛開始練習時更容易造成莫名的壓力、焦慮、焦躁不安。

關於「正念」的種種說法承諾可以帶來好多事——讓你容光煥發、內心平安、事業和人際關係成功——但現實是，大部分人無法靜坐並專注在自己的呼吸上超過三十秒，更不用說獲得這些神奇的好處了。

就在我寫這本書之前沒多久，我去一個企業講課，那個企業投入非常多資源讓員工修習「正念」。課程中，我帶團體成員做了一個短暫的練習，請他們不帶批判地把意識帶到自己的內心，帶到一個目前在家中或工作上造成壓力的情境或事件。在單純回想並與壓力情境同在不久之後，我問他們感覺如何，而回應正如你所預期：心跳加速、千頭萬緒、負面情緒、體溫升高、覺得緊縮，還有不停出現的內在對話。然後，我請他們花一點時間只是坐著，專注在自己的呼吸和感受。講完話十分鐘之後，我問：「你們現在感覺如何？所有人都在當下而且都有在聽嗎？有覺得壓力減輕一些嗎？有比較處在當下嗎？你們的注意力放在哪裡？」整個房間裡大概有兩百人，全都舉手表示他們還是覺得有壓力，那些事帶來的殘餘壓力在心裡依舊揮之不去。他們比較不處於當下，也比較無法把注意力放在課程上，還是被體內持續的腎上腺素反應羈絆。然後，我問了一些顯而易見的問題：「來自那些事的壓力是你的心智在背景中開啓的檔案，你應該要怎麼做？你會怎樣把檔案關起來？它正在耗盡你的能量，你要怎麼讓它停止？」沒有人能回答——包括帶領的「正念」訓練師！在工作到一半的時候坐著觀照呼吸二十分鐘，絕對不是個好選擇。

這個房間裡有兩百多個熱中「正念」的修習者！這些人大多每天練習至少三十分鐘，他們來這裡想要對造成自己壓力的事物保持「正念」，卻不知道要怎麼做。「保持『正念』」沒辦法緩解壓力或讓他們更處於當下，他們也沒辦法不帶負面批判去體驗事情。當我說「正念」是一個不完整的過程，意思就是這個——「正念」會讓我們對心智困住的地方更警覺，卻未必能幫助我們脫困。

這是爲什麼呢？到底發生了什麼事？眞相是，「正念」是一套增加覺知的特定技巧，但很困難，眞的很難。它有非常了不起的價値，但需要時間、努力、自律，還有工作——內在工作。大部分人沒有時間進行內在工作，或者不覺得自己做得到。它在原先設計的專屬情境下效果最好——意思是坐在寺廟裡，沒有俗世的壓力和需求，才能執行並達成高度正念（帶著覺知的狀態）；但在現代生活中，事情變得有些複雜。

即使是「正念」老師或熱中的修習者也會說「正念」很困難。說得最客氣的，是「正念」減壓的創始人喬．卡巴金——大家往往說是他把「正念」帶到西方社會。他說「正念」的過程就如爬坡，「就因為阻擋我們維持『正念』的力量超級頑固，所以『正念』需要努力和自律。」他還說：「這個過程不會自己神奇地發生，它需要耗費能量。」注意，他說「正念」修習方法需要能量才能開始，可惜的是，一開始讓我們想要靜心的，就是缺乏能量還有疲憊不堪的心。幸好，吠檀多之中有許多神奇的工具可以運用。

「正念」專家承認，可能要花好幾年的努力才能達到某個程度，但是誰有那種美國時間呢？誰花得起那麼多力氣還有能量？我想起一位「正念」老師說過，花了十幾年的時間練習之後，她有「百分之九十的時間還是失敗」。請停下來看一下我用的字：「力氣」「失敗」，光是想到我就覺得累！

你已經知道，心智在不費力的原則之下運作得最好。重點在於較少的心智工作和活動，讓我們能更直接體驗當下這一刻，提升直覺力和洞察力，這是好處。但若要實行「正念」，除非你已經非常進階，否則沒辦法達到這個目標，你只會停滯在「更多心智工作」的狀態。

我們為何要這樣走回頭路呢？

✧停留在心智表層的「正念」修習

「正念」會創造更多心智工作，而且還比較不輕鬆的原因很簡單：它讓我們停留在心智的表層，所有的思考都在此進行著。

「集中注意力」和「心理監測」等技巧都是受控制的心智功能，在冰山尖端運作著。那只是意識的極小部分，我們注意到並且有些微發言權的部分，正如理性思考和制定策略時，我們啓動大腦的額葉皮質。研究「正念」的科學家發現，「正念」其實會增加額葉皮質的體積與密度，這對增進一些功能有好處，例如注意力、情緒調節、決策、學習、淺層記憶和認知控制，但這些狹隘做法帶來的壞處是，它們會使覺知限縮在海洋的表層，切斷我們與冰山強大底層的連結，使我們與海洋分隔開來。「正念」修習方法會限制你到達更深層意識狀態的能力，包括流動狀態（流動狀態需要額葉皮質沉靜下來）。

當你練習心理監測，只不過是在監測你能控制的部分，也就是思想

當你練習心理監測，只不過是在監測你能控制的部分，也就是思想的最頂層。這就好像在水的表層游泳，看著眼前的浪，然後對自己喊：「三呎浪！四呎浪！」卻遺漏了下方海洋的深度、廣度和力量。

的最頂層——這是額葉皮質負責處理的部分——而不是整個大腦。這就好像在水的表層游泳，看著眼前的浪，然後對自己喊：「三呎浪！」「四呎浪！」「兩個浪頭之間距離兩呎！」當然，你更能注意到表層的浪，卻遺漏了下方海洋的深度、廣度和力量。你可能學會如何把波浪駕馭得更好，但在表層之下——記憶庫之中更深層的理智與感知及潛意識——這些思想與感受才是波浪的來源，卻完全沒有受影響。這些沉潛的活動耗弱你的心，造成你的意識因更多恐懼、不安和反應性而收縮。

基本上，這些技巧所做的是**在心智層次嘗試解決心智的問題**。當我們試著使用故障的電腦本身來修復故障，而不是請外來的技術人員幫忙，雖然有可能做到，但會比原本所需要的程度還要更難。

把你的注意力集中在表層的心智干擾上也會有不良副作用，就是把心智干擾放大。你有注意到這個嗎？當新的修習者開始他們的第一次「正念」避靜，通常會感到很訝異，不僅沒有感受到平安和平靜的感覺，反而被非常強烈的情緒給壓倒了。這不代表以前沒有那些情緒，只是現在你突然非常強烈地注意到它們——往往伴隨著批判的感覺。例如，你可能在練習「正念」時，注意到自己在獨處時會感到非常焦慮這個事實，所以你就看著，並對自己重複「焦慮、焦慮、焦慮」。你從微妙的角度爲焦慮增加燃料，那些念頭不但沒有消散，反之，你把它們抓得更牢；你不僅沒有讓自己充分體驗焦慮的感受並放下它，反而還對它執著。

只是注意到念頭並告訴自己心裡有那份念頭，並不足以讓它轉化或消散。想想企業的「正念」修習團體發生的狀況：他們更注意到自己的壓力和焦慮，卻束手無策；他們帶著開啓的舊檔案還有火力全開的壓力，進入下一場會議。

✧ 你的靈性修習有讓你更活力充沛嗎？

長期下來，過多的注意力控制和監測眞的會抑制你的活躍和活力。如果我們創造了內在「紀律」，而不是運用純淨覺知，就會痲木情緒，並讓更深層的直覺與創造力停止，長時間下來就會造成某種程度的失去連結和遲鈍。我們應該要活出、體驗到還有抒發內在生命，而不只是觀察或控制它。你是否曾經注意到有些長時間修習「正念」的人看起來不怎麼有朝氣和能量？也許他們一直在監測與歸類生活，而不是眞正活出生命。這就好像閱讀一份很好吃的蛋糕食譜，與直接吃到很好吃的蛋糕之間的差異。

長期修習「正念」的人在表達生命和熱情時，可能帶有一些平靜和沉著。我見過許多「正念」修習者坐下來談論生命的興旺，卻沒有散發出興旺的氣息，他們的聲音裡面沒有熱情！許多人發現這件事，然後來找我，他們擔心「正念」會讓自己失去優勢，抑制熱情與創造力。我能說什麼呢？當你執著於監測而不是眞正在過生活，就眞的可能會讓你變鈍。

我們不應該監測生活中的任何事情，只應該過生活，太主動監測會讓我們變得麻木又笨，而這會讓創造性流動從湍急河流變成涓涓細流。只要看看像達賴喇嘛這樣的人：他不會過度專注或試著監測任何事。他是你所能想像最自然、自由的人類，只是單純地做自己；他散發出無窮的幸福、平安和信心，而無須刻意費力，他的笑甚至足以讓最憤世嫉俗的人也微笑！我注意到古儒吉也有這些特質，他有無窮的毅力與能量，走遍世界與成千上萬的人見面，以喜悅和帶有能量的深度連結與每個人打招呼。這就是我們從修習中所尋求的——不是像殭屍一樣，而是成為自然、朝氣蓬勃、神采飛揚的人。

如果你是任何一種靈性修習者，包括「正念」修習者，你要問自己一個重要問題：你變得更有活力、更有能量、更加充滿靈感、更自由嗎？或者變得更壓抑、更內斂，而且好像更有控制感了？如果你的生活和能量變得更廣大、更活力充沛，那就繼續呀！太棒了；但如果你在生活中沒有顯現這份生命力，那我覺得你應該考慮來點不一樣的東西。如果你不覺得更精力充沛、神采飛揚，那你正在做的事一定有什麼不對勁，不管那是叫作「正念」「瑜珈」或其他什麼名字。

達賴喇嘛自然的喜悅提醒我們，佛教的完整表達不是以這種片段、局部的方式來教授「正念」。把注意力集中在呼吸上，歸類並監測自己的念頭和情緒，只是西方社會把佛教傳統帶走並重新包裝的一部分而已，我不認為佛陀本身會坐著，只專注在呼吸，監測並歸類自己的心智活動，然後像殭屍一樣過生活。佛教的根源來自吠陀傳統，而佛陀實踐了出自吠檀多的所有事情：倫理戒律、心態原則、呼吸技巧，還有增進能量的練習法——你將在本書其他部分學到這一切。在東方靈性傳統中，「正念」通常是自然達成的結果，還有其他許多練習法和技巧的終點，都不只是平安與平靜，而是活力與力量。

✧應是「無念」，而不是「更掛念」

想想我在這一章開頭說的：「正念」和吠陀傳統不是同一件事。在吠陀傳統中，靜心與維持注意力無關，而是要**放掉你的注意力**，讓你的心可以放鬆，思緒自然變得輕鬆，然後就能達到專注而清晰。聖哲說我們不需要歸類或監測自己的念頭，最重要的是，不必集中注意力！靜心在梵語中是**禪那**（dhyana）——「dhya」是指「專注、注意或專心」，而「na」則是專注、注意或專心的否定。它是一種「不專注」或「開放式專注」——「不集中」或「無念」，而非「更掛念」的狀態！「不專注」的狀態是我們自然就在做的事。心智自然會飄忽不定，並且在它需要休息的時候變得散漫。在維持覺知的過程中利用這個自然傾向來擴展專注

> 在吠陀傳統中，靜心與維持注意力無關，而是要放掉你的注意力，讓你的心可以放鬆，思緒自然變得輕鬆，然後就能達到專注而清晰。

力，反而比努力駕馭專注力更有價值，花的力氣也比較少。不管是練習集中注意力，或是「不集中注意力」，兩條路最終會走向同一個終點，差別在於旅程有多長、多艱鉅。

就瑜珈的觀點來看，任何可以將感官和心智引導到更安靜的覺知狀態的練習或活動，都可以歸類爲靜心。注意，我用的詞是「**自然**」和「**不費力**」，不是專注，不是恪守紀律，也不是堅持。使用心智以外的工具，我們可以簡單地讓感官回到平靜的狀態，心智也就會平靜。讓感官平靜下來的方法相當簡單：讓心隨意飄動，讓它思考，邀請它思考，讓它可以做任何想做的事。不要以你的心智去做任何額外的事。

讓心智更努力來讓自己平靜，聽起來就很矛盾。你這麼努力，結果卻是要讓心一點也不要努力。重點應該是**少用點力**、**少想點事**、**少做點事**，然後成就更多。以下是我給你的忠告：**別再試了！別再努力了，別再花力氣，也別再想要控制，讓你的心休息一下。**你不必逆流而上，不必因爲害怕被思想和情緒的急流沖走而緊抱河岸。就像修習超覺靜坐的披頭四樂團說的：「關掉你的心，放鬆，然後順流漂浮吧。」心智自然會流向更深層、更平靜的水域，只要你允許它這麼做。

當心智和思考過程放鬆——包括監測、歸類和專注——意識就自然而然擴展了。當我們超越被控制的思考過程，心智會進入更深層的放鬆狀態，直到河流與純淨覺知的海洋交會之處，在此，生命力即噴湧而出。

再一次強調，**當你有更多能量，就會更有覺知，甚至不需要費力**——我們稱之爲「不費力的覺知」。當心放鬆時，你就處於當下這一刻；你不必「努力嘗試」，因爲你已經就是那樣了！這是你的本質。你看過新生嬰兒有多警醒和覺知嗎？我們不需要做任何事來保持覺知，它不過是一種存在狀態，我們生而如此，它只是被一層又一層的心智活動所掩蓋。而靜心是讓這層層心智活動剝落的練習法，讓你的眞實本質（也就是覺知）能夠透出光芒。重要的是注意到維持正念或覺知並不是一個行動，而是我們最深層的本質。把心智一層層剝開，剩下的就只有純淨覺知。

數千年前，吠陀典籍早就把心智以外能夠增進覺知的工具編寫進去，作爲管理心智的完整路線圖的一部分。有意識控制的呼吸法及禪那（靜心）不需要經年累月的辛苦練習，你會立刻受益。當我談到呼吸法和靜心，說的是以呼吸作爲一種練習，而不是監測呼吸；而我說的靜心，也不是指耗費心力來集中注意力。我教授和修習的靜心法是吠檀多中的一種技巧，稱爲「自然三摩地」（Sahaj Samadhi）靜心法或「自然不費力」靜心法。這是簡單又有效的技巧，和超覺靜坐密切相關，修習者毫不費力就可以「超越」受意識控制的心智——歸類、批判、思考的心智——到達純淨覺知的狀態。第八章會深入探討。

但首先，我們從呼吸開始。正如吠檀多的古老科學還有現代神經科學顯示，呼吸直接影響心智狀態，但它不是心智的一種功能。呼吸不只通過心智的表面，更直通整個心智，從受控制的心、理智及記憶，穿到潛意識和無意識系統與自我，一路到達意識的海洋之中所有思想與情緒的源頭。我們正在運用物理過程來達到心智層面的改變，有一種更快速、更簡單、更不費力的方法，不僅可以維持帶著覺知的狀態，還能保持平靜、充滿能量。這個祕密就在你的鼻子底下——呼吸，但這不是要監測你的呼吸，而是關於你**如何運用呼吸**。

第三部
讓身心重新開機與充電

第七章 「呼吸」是生命的祕密

當你來到這個世界上時，做的第一件事是什麼？當你離開這個星球時，做的最後一件事又會是什麼？這兩個問題的答案，都在你的鼻子底下。

你做的第一件事情是深吸氣，而人生中做的最後一件事肯定是呼氣。呼吸顯然是我們相當仰賴的一件事。但停下來思考一下，呼吸是你每天所做最重要的一件事，它就是生命本身——它不僅讓你能夠活著，還讓你能夠活動、能夠進行所有對你而言最重要的事。對我們的存在這麼重要的一件事，當然不只是一種被動的機械功能；而且，生命本身的祕密就在呼吸當中，它是改變思想、情緒、感知和活力的祕密。唯一的問題是，沒有人教過我們要如何運用呼吸的力量。

呼吸是我們所擁有能讓心智脫困最簡單，也最有效的工具，我們只需要學習如何運用它。令人難以置信的是，在匆忙又費勁的生活中，我們已經忘記如何呼吸，結果就脫離了自己最強大的力量源頭。你有多少次發現自己在感覺有壓力的時候屏住呼吸？這太常發生，以至於你甚至都沒有注意到，但無庸置疑，它對你的思想、情緒和觀點有巨大的影響。

幸運的是，聖哲早就知道**駕馭心智的關鍵在於引入呼吸的自然節奏，來提升內在蘊含的生命能量**。他們明白當壓力讓我們失衡時，會打亂內在的節奏，接著我們就會覺得不舒服又不開心。心智搖擺不定，在擔憂未來、悔恨過去之間擺盪，我們發現自己並未完全活著，無法享受當下這一刻的生活。而在聖哲提升生命的科學之中，有一套特定技巧可以讓我們取用呼吸的力量，這是我們所得到的最重要的工具。

關於呼吸，有一件很驚人的事：它是人人都可以做的身體活動，就像健身一樣，不需要專注、專心、操縱思想或心智活動。呼吸是減輕壓力，並自然轉化思考、感受和行動方式最快速又簡單的方法，也是解鎖你整個系統潛能最重要的關鍵。練習呼吸法時，你會相當驚訝，因為不僅時間過得很快，還能立即感受到能量提升、變得更活在當下、更有覺知等價值。

有一個古老的大祕密：**其實有「關閉」心智的開關，而那個開關就是呼吸**。吠陀典籍描述了令人驚訝的細節，而科學家直到最近才「發現」：呼吸就像神經系統的一個控制板。我們必須消除由交感神經系統（亦即「奮戰—逃跑—僵住不動」的系統）引起的壓力反應，並啓動副

> 呼吸是減輕壓力，並自然轉化思考、感受和行動方式最快速又簡單的方法，也是解鎖你整個系統潛能最重要的關鍵。

交感神經系統（亦即休息、放鬆和復元反應），而單靠呼吸，我們就能從交感神經系統的生存模式，切換到副交感神經系統的活絡模式。

✧ 困在生存模式中會耗盡生命能量

我們花了大部分時間靠交感神經系統在運作，這個系統是很大的能量米蟲，但本質上並不壞；事實上，它讓我們得以在生活中運作。如果你被一頭獅子追著跑，奮戰或逃跑反應便能救你一命；但是當交感神經的開關卡在「開啓」的位置，你對最微小事情的反應也會像面對一頭追著你的獅子一樣。這些時刻，你是靠腦部邊緣系統在運作，以負面的過去在反應，而不是以當下清晰、平靜的心來回應。你處在抗拒和迴避的心態，把焦點放在負面事物上，從「只有半杯水」的觀點看待事情（第十一章會進一步討論這個）。你的系統釋放強大的能量和荷爾蒙（例如腎上腺素）來幫助你逃離想像中的獅子——事實上，你正在耗盡自己的生命力。

這裡的問題在於，我們的生理還沒趕上我們的現代生活。聽到電子郵件通知的聲響、發現會議將遲到幾分鐘、塞車，或是讀到惱人的新聞頭條時，我們的反應方式就像被一頭獅子追著跑一樣；當我們找不到手機或錢包，系統就把這些狀況視爲對我們的生存有威脅。大腦就是無法分辨這是真正發生的事，抑或只是我們想像出來的事。在任何一種情況下，都會出現恐懼的化學反應，甚至在你眨眼之前，已經有數千個化學訊號傳送到腦部，啓動神經系統的高度警戒狀態，並觸發一連串生理反應（心跳加速、掌心冒汗、瞳孔放大、肌肉緊繃、呼吸變得淺又快）。這變成另一個惡性循環：有些事情發生後觸發了負面思想，思想創造了情緒，然後產生一整套身體感覺，造成特定的呼吸模式，而這樣的呼吸模式會再引發類似的思想。這就是我們所謂的「業」——過去的束縛——的循環。我們一次又一次創造相同的反應，又怎麼把它關掉呢？

對自己喊話、告訴自己要冷靜下來，都沒辦法改變你的思想和情緒；你能夠改變的，是你的呼吸方式，這就是黃金關鍵。呼吸是我們在奮戰或逃跑反應中唯一能控制的部分，因此可以用它來打破循環。呼吸是同時受到交感神經和副交感神經控制的機轉，是一個自動化的過程，但你也能對它有某種程度的控制。如果你不注意，呼吸會自己繼續進行，但你也可以有意識地操縱它，讓整個系統重新開機、重新恢復平衡。

呼吸發揮效果的方式就是這麼簡單。當你有意識地改變呼吸模式，就能改變心裡所想的事。不管你是讓呼吸慢下來、加快、憋住、快速吸氣或用力吐氣，都可以讓呼吸方式有某種程度的改變，接著就會改變你的思想和情緒。神經系統判讀身體感覺之後造成心理反應，而你轉變了身體感覺。

我們所知道的是，呼吸越長、越順，呼吸之間的間隔越少，我們的心智就會越有覺知、越平靜、越受控制、越有活力。你屏住吸進去的氣的時間越長，思考過程就會越轉向副交感神經反應——平靜和放鬆——然後就會改變你的情緒。這也會改變你的身體感覺，進一步改變在你的神經突觸激發的訊息，成了一個良性循環！

當你以放鬆的節律呼吸，會傳送一個訊號，使神經系統轉換成休息與放鬆模式，腎上腺會停止分泌壓力荷爾蒙，心跳速率下降，血壓降低，然後就換副交感神經系統接手。生理壓力反應關閉後，負面思想和情緒也會開始抒解，然後你就能開始節省、甚至獲得能量。這不只是個好點子，更是非常眞實有力的現象。針對瑜珈呼吸法功效的研究顯示，它可以使神經系統恢復平衡，快速並有效打斷壓力循環。淨化呼吸法（Sudarshan Kriya）是我過去三十年來教授的一系列瑜珈呼吸技巧，而研究淨化呼吸法的科學家已經發現，它可以降低壓力荷爾蒙的濃度、改善睡眠品質、強化免疫系統，以及減少或消除焦慮、憂鬱、創傷後壓力症候群和成癮症。呼吸就像草藥醫師所稱的補品，可以幫助身體更好地調適壓力，讓全身心都可以恢復到和諧與恆定的狀態。

✧ 呼吸是你的充電線

一切都回到我們內在蘊含的能量。當我們停止呼吸，就會失去大量的能量；而能量低下，心智就會困在負面性中，我們的感覺和行動（以及我們因而吸引到自己生活中的事物），都會反映出這個低振動頻率的狀態。但是，若回到自然的呼吸模式，我們的整個系統就會充電，能量高漲，思想與情緒處在正面狀態，讓我們以平靜而清晰的狀態運作，面對挑戰時有彈性，並且在生活中創造出令人驚奇的事物。交由機率決定自己什麼時候感覺不錯、什麼時候能量狀態好，以及什麼時候感覺很差、什麼時候能量狀態不好，是一件很傻的事。人們把自己的能量交由環境決定，然後想不透爲什麼對自己的人生沒有更多掌控權，但對我而言，這一點也不難解釋。數千年前，人們就已經知道如何快速轉變心智狀態，並直接影響人生的狀態。

吠檀多有一個簡單卻有力的說法：「沒有生命力，你就死了。」對聖哲而言，這是世上最顯而易見的事，但身爲現代人，我們完全忽略「自己如何運作」這個基本事實。我們完全不關注如何藉由呼吸來提升生命力，也因此錯過了自己可以運用的最珍貴的天然資源。不論我們身在何處或正在做什麼，呼吸永遠與我們同在，就好像個人的充電線，每天二十四小時、每週七天唾手可得。

我們忘記呼吸眞的能夠把生命帶到全身。吸氣帶給我們能量，帶來

> 呼吸不只是關乎二氧化碳及氧氣而已，否則你只要隨便在臉上戴氧氣罩度過一整天，就可以變成一座發電廠。

「氣」。在來到和離開世界的兩次呼吸之間，我們呼吸了數百萬次，而每次呼吸，都有一個令人驚奇的現象：吸氣帶來生命力，並將之散布到全身；呼氣則釋放了我們不再需要的東西，並且爲身心排毒。想一想，當你憂鬱時，一個深深的嘆息可以把體內陳舊的空氣送出去，讓你鬆一口氣；當你有壓力時，一次長長的吸氣可以釋放你感受到的張力，幫助你平靜下來。呼氣時釋放的不是只有空氣而已：**你把氣呼出去，讓你的心騰出空間來容納更多。**

呼吸不只是關乎二氧化碳及氧氣而已，否則你只要隨便在臉上戴氧氣罩度過一整天，就可以變成一座發電廠。事情沒那麼簡單，還有更深層、更不可或缺的事情正在發生。呼吸能夠爲全身帶來許多夏克提、許多生命能量，直到親身體驗之前你實在很難想像。我們只需要充很短一段時間的電，就可以有支持一整天活動所需的電力；花很短一段時間在呼吸上，就能讓整個系統重新開機。然後，當你充飽電，你會更加神采飛揚、朝氣蓬勃，會在全然不同的層次運作。數千年來，智者、巫師、僧侶和瑜珈行者都在運用這份力量，運用呼吸來調低不停在思考的心智的音量，並擴展自己的意識，直至開悟。

《奧義書》是重要的吠陀文獻，裡面有一則故事，說的是心智功能與五種感官互相對抗，想要證明誰才是最重要的。心智、呼吸、言語能力、聽力、嗅覺、觸覺、視覺都想要證明自己在人類身體裡面的優越性，爲了找出誰是最好的，它們決定要一一離開人體，看看誰會造成最痛苦的損失。聽力離開了，身體雖然聾了，還是繼續運作，依然享受著其他所有功能；

視力離開了，身體瞎了，但仍然繼續運作；觸覺離開了，身體依舊活著，而且照樣運作；即使是心智離開了（帶走所有感官），身體仍然以無意識狀態存在；最後，當呼吸離開時，身體開始凋亡，其他所有功能都失去能量。因此，呼吸被尊爲最高等級的功能，沒有呼吸把氣帶進身體，全身就沒辦法運作。

《奧義書》裡的另一則故事把呼吸比喻成女王蜂。在蜂巢裡，女王蜂幾乎是其他數千隻蜜蜂的母親，也是唯一的生殖伴侶，獨自負責整個蜜蜂群體的存亡。隨著故事進行，當女王蜂飛走之後，其他所有蜜蜂——意指我們其他所有生理和心理功能——也隨之而去；但是當她在位時，所有蜜蜂都圍繞在她身邊。

這兩個故事的啓示是：**控制我們所有功能的祕密，就是「控制呼吸」**。

瑜珈大師艾揚格說過，忽略呼吸的使用與開發，就像是銀行帳戶中有鉅額財產，你卻忘了密碼一樣。這就好像坐在金礦的頂端乞討零錢的感覺！你時時刻刻都可以從呼吸這條臍帶連接到宇宙的龐大能量，卻轉而透過濃縮咖啡、蔬果汁和飛輪課，尋求那一點點能量支持你繼續運作。

你可能會想：「這裡面沒有一件事情是在說我，我已經呼吸得很不錯了，謝啦。」如果你認爲「不需要調整自己的呼吸」，我告訴你，你眞的錯了。眞相是：大部分人只用了百分之三十的肺活量。

這表示你的電池只充了百分之三十的電！你只用了三分之一的能力來保持活力，用三分之一的能力來釋放並排除毒素。大部分人都沒有完全吸飽氣，也沒有完全把氣吐乾淨，而且我們都會屏住呼吸，斷開自己和能量源頭的連結。要再一次學習如何呼吸並不困難，但需要你的一點時間和意願。記住，你投入的時間和能量很快就會獲得回報。

即使只是改變呼吸一點點（相信我，你做得到），也可以改變你的心智狀態和生活品質。當然，在你親身體驗之前，我不期望你相信任何一件事；在你親身體驗之前，幾乎不可能想像呼吸能夠帶來什麼樣的改變。畢竟，你覺得呼吸只是你隨時隨地都在做的事，就好像眨眼、吃東西、上廁所那麼平常。我教授呼吸法已經將近三十年，相信我，不是每次都這麼容易讓人買帳。當我告訴新的企業團體：「嘿！你在呼吸，利用你的呼吸！」都覺得自己好像試圖賣雪給愛斯基摩人，他們會用「你瘋了」一樣的眼神看著我，或者眼神呆滯，然後放空點頭。也或者，他們會說：「你在講什麼？我已經在呼吸了啊，我不需要學那個。」所以，如果你現在覺得有點懷疑，沒有關係。試著放下你的批判，隨著我們繼續往下談，你會學到如何開發出一股超級巨大的能量來支持你，讓你有能力去做生活中的每一件事。

✧呼吸與情緒相互連結

呼吸和心智之間的連結不是什麼高深的事情，而是任何人花時間就可以進行的簡單觀察。透過觀察呼吸可以發現，特定情緒會與特定的呼吸模式連結。我們會在別人需要冷靜時告訴對方：「深呼吸一下。」因爲我們知道，深而穩定的呼吸會與輕鬆、平靜的感覺連結在一起。不僅「平靜」有特定的呼吸節奏，人的每一種情緒都有。呼吸會影響情緒，反之亦然，情緒會影響呼吸。

回到古印度，人們不需要功能性磁振造影掃描儀或心電圖機，來證明呼吸的品質與思想和情緒的品質有絕對的關連。聖哲有系統地觀察不同的呼吸模式，找出哪些情緒、心理狀態、能量水準和身體感覺會連結到那些特定的呼吸模式。現代神經科學家正在做這樣的研究，不過是他們自己的版本：他們展示圖片給受試者看，以挑起某種情緒，然後測量他們在整個過程中的呼吸模式。科學家發現，受試者看到一把槍或暴力場景的圖像時，呼吸會自動變得短促又緊繃；看到蝴蝶或小寶寶在笑的照片，呼吸則會變得更深、更長。

我們來看看憤怒狀態下的呼吸。當暴怒開始升起，呼吸會轉變成一個非常明確的模式：快速、短促而斷斷續續；呼吸的溫度會升高，進出的空氣量減少。由於呼吸與身體這部機器緊密連結，所以我們也會感覺到非常明確的身體反應——不同部位的緊繃、心跳加速、體溫和血壓升高；頭部緊縮，而這個緊縮會向下延伸到頸部，並且造成神經抽痛。此外，憤怒也會觸動大腦的某些區域（這些區域與傷心、放鬆、喜悅時啓動的大腦部位很不一樣），而這會影響在神經元之間傳送的電磁脈衝類型，讓思想變得負面，觀點和看法也變得灰暗，接著就會體驗到因憤怒而「失去理智」的感覺。這對我們的影響甚至會到達DNA的層次，隨著時間過去，它會讓端粒變短（端粒是染色體兩端的帽子，決定了我們是否健康和長壽）。體驗到極大的壓力時——壓力幾乎總是和負面情緒連結，例如哀傷、恐懼和挫折——我們會說這樣的話：我這個月壓力好大，覺得自己好像老了五歲。就某種程度而言，我們可以感覺到自己的解剖構造裡發生的事。

另一方面，當我們以放鬆的節奏呼吸，平安、平靜和喜悅的感覺會自然升起，心智回到當下這一刻。呼吸越長、越深，我們就有越多能量，也自然變得更專注、更覺知，這就是我們**自然的**呼吸模式——我們還是小孩時的呼吸方式。但是長大成人後，我們大多數時候卻不是這樣呼吸。呼吸和心智一樣，被困住了，變得狹隘而緊繃。

在學會運用呼吸之前，我的呼吸超級糟糕的。走進古儒吉的課程時，我還是一名個性強硬的律師，認為學習怎麼呼吸是很荒謬的事。

花一點點時間觀察自己的呼吸。深深地吸一口氣，然後留意一下：你的腹部是凹進去或鼓起來？許多人在吸氣時，肚子會凹進去，肩膀和胸部聳起來——這和我們自然的呼吸方式完全相反。如果你去觀察小嬰兒，就會發現他們吸氣的時候腹部會鼓起來。小朋友有這麼多能量，一部分原因是他們以最自然的橫膈節律在呼吸：透過吸氣帶進大量能量，透過呼氣把卡住的一切釋放。隨著我們年紀漸長，身心壓力累積，呼吸模式就反過來了，我們開始在腹部區域累積壓力和緊張——這個部位也叫作丹田（hara），是體內的力量中心。而當我們把成年後的呼吸方式翻轉過來，自然就會讓心智狀態從遲鈍而筋疲力竭，轉變爲擴展和提升。

✧呼吸從不說謊

我發現呼吸之中隱藏了好多好多祕密。你也許會很驚訝，光是觀察人們的呼吸，就可以知道他們的許多事情。如果知道要觀察什麼，實際上就可以做一次完整的心理分析！

開始幫助新學生處理呼吸時，我很快就可以判斷他們是因爲未來而焦慮，還是因爲過去而憤怒。我可以非常清楚地看見他們當下的情緒狀態，然後知道他們是否能夠自在地表達自身感受，或者會比較容易有所保留。呼吸會洩露心智和身體眞正的狀態，而且從不說謊。

呼吸不平衡代表心智躁動不安、無法放鬆。如果開始注意人們如何呼吸，你看到的第一件事，就是我們沒有完全吸飽氣。大部分人吸氣非常短促，呼氣甚至更短，我也不例外。在學會運用呼吸之前，我的呼吸超級糟糕的。走進古儒吉的課程時，我還是一名個性強硬的律師，認爲學習怎麼呼吸是很荒謬的事。我只能吸氣兩秒鐘，一點也不長。當指導老師教我們最基本的呼吸技巧——深吸氣，然後在吸飽時屏住呼吸，吐氣時數到六——我聽起來就像被嗆到。我的喉嚨和肚子非常緊繃，使呼吸中斷。我真的沒辦法！這就是我在檢察官辦公室工作時一整天的呼吸方式，然後延續到晚上回到家，檢閱放在超大檔案夾裡的案件檔案時。

我會利用屏住呼吸，來控制我感受到的壓力，並與之分離。運動或在海灘上漫步時，我的呼吸會稍微深一點，這可以讓我輕鬆一些，但沒辦法消除卡在我心中的壓力，沒辦法處理我爲了正常運作而隱藏起來的所有事情——童年早期沒有解決的創傷、害怕在大衆面前說話的恐懼、擔心他人怎麼看我的憂慮，以及想要證明自己的需求。然而，兩天半的課程結束後，我的心智狀態轉化了，位於冰山底部的更深層壓力源已經開始被清出我的身心系統！

在課程中，我也注意到我呼氣斷斷續續，而且非常快就結束了。大部分人呼吸的時候會有某種顫動，並非平順地吸氣或呼氣，而是在呼吸過程中會有很多斷續。那個顫動代表呼吸的人試圖控制心裡的某件事——非常務實、受控制的額葉皮質反應說著「沒事，我很好，一切都好，一切都在我的掌控之中」，腦部邊緣系統中的記憶和情緒卻在背後運作。

另一個很常見的錯誤是屏住呼吸。我們會在呼吸之間停頓，然後突然間，在短促吸氣後藉由呼氣將空氣「射」出去。像這樣用力將氣息推出去會發出類似「哈！」的聲音，而這透露出關於一個人心智和情緒狀態的許多事情。

去年，我開始指導一位相當有才華的作家，一名住在紐約的年輕女子。當我見到她、知道她的職業時，第一個感覺是，她是個非常有創意、充滿點子又熱情的人。對我而言，創意代表不受束縛、自在、放鬆、蓬勃發展、自由，然而，那卻不是我從她的呼吸中觀察到的。我們坐在一起練習呼吸技巧時，我立刻發現她有多克制，對自己和自我表達有多壓抑。她沒有眞的在呼吸！

她最初之所以來找我，是因爲她有呼吸短促的毛病好幾年了，呼吸非常之淺，實際上幾乎感覺不到她在呼吸。而且每隔一小段時間，她會非常突然地吸氣再用力吐氣，而因爲沒辦法完全把空氣從身體裡排出去，所以她的吐氣也斷斷續續。

我甚至在我們談話之前，就看出她心中正在做同一件事：壓抑情緒、壓抑自己想說的話，並且自我懷疑。當我告訴她這件事，她向我透露自己的寫作遇到極大的障礙，而我們發現，這是因爲她的心困在未來。

她害怕失敗，而這份害怕阻礙她做自己，因此她不能讓自己眞的呼吸。她擔心愧對自己的成功——某種程度而言，她不配擁有這份成就——所以她壓抑自己想說的話。

透過呼吸，她開始放下曾經抓住的所有焦慮和自我懷疑，以及所有深埋在這之下、對自己的憤怒。練習呼吸幾個月之後，她打電話告訴我，她又開始寫作了。這麼多年來，她第一次覺得有靈感，並且享受創作過程。她的心從所有對未來的憂慮中釋放，她可以單純享受探索自身潛力的過程，即使過程中會有一些失敗，但對她來說再也不算什麼了，因爲她已經重拾對自己的信心。

我們以屏住呼吸的方式掩蓋自己的思想與情緒。負面的過往主導了一切，心中某處有什麼東西卡住了，卡在記憶庫裡，因此也卡在呼吸裡。抑制吸氣是避免釋放卡住的思想或情緒的方法——對於宣洩那些潛藏在受控心智表面之下的深層黑暗記憶和情緒，我們感到有壓力又恐懼，所以我們壓抑。幾年前，我接到父親去世的電話通知時，立刻衝到機場，現場買了機票。坐著等候班機時，我開始注意到自己在壓抑呼吸。我因爲不想在公共場所釋放自己的情緒，於是本能地抑制呼吸。

當我們壓抑得這麼厲害，最終就會開始渴求空氣；而當你渴求空氣時，代表你有很多不願意在他人面前釋放的情緒，或者更有可能的是，你甚至不願意接受和承認自己有這些情緒，所以你抑制呼吸，把它們埋藏起來。這是一種人爲的壓抑，一種抽離和斷開連結的方式。我們越和自己的內在體驗斷開連結，就會越常渴求空氣，然後以嘆氣的方式把氣吐出去，這是不允許、不接納自己的心理和情緒體驗的跡象。

對這件事，不需要批判或覺得不好，這是一種自然行爲。我們當然不想心煩意亂，沒有人想要那樣！我們寧可「保持鎮定」，而不願深入探索自己的體驗。運用自身能量來宣洩，會爲自己帶來更多能量，但我們不這麼做，反而用許多能量來將所有內在體驗關在裡面。如果我有一桶髒水，把它提去倒掉只需要花我一點點能量和力氣；但我若在桶子上加個蓋子，走到哪兒就把它提到哪兒，花費的能量就大多了，而且永遠無法放下負擔。到了某個時候，我必須提起桶子，把髒水倒掉。

我不是建議你一整天都把注意力放在最深層、最黑暗的情緒，這絕對不是我所謂的「內外豐盛」。我是希望你在坐著、站著或走路時，花五到十分鐘做呼吸練習，進入內在較深層的體驗，把它們清空；然後，當你向外走進這個世界時，就不會用你的能量來壓抑情緒、不會對抗自己。你會變得更像小時候的自己，如果某件事讓你心情不好，你可以自由抒發，然後放下。長大成人後，呼吸提供了那份自由，讓我們可以深入自己正在體驗的事，然後穿越它，不被困住，也不需要向外抒發。

✧ 藉由呼吸清理記憶庫

關於呼吸，有一件很不可思議的事：**呼吸永遠都在當下這一刻**。它不在其他任何一刻，不會像心智一樣被困住。你發現隱藏其中的驚人真相了嗎？其實我們可以運用呼吸讓心智脫困，把心智從過去和未來之中引導出來，讓它回到現在。

想像你的呼吸是風箏的線，在微風中飛揚的是你的心智，在地面上抓住那條線的則是你的身體，這三個部分——心智、身體和呼吸——互相連結在一起，並且互相依賴，結合起來形成一個單位。呼吸是風箏線，是心智與身體之間的連結，我們外在與內在世界之間的橋梁。

起風的時候，風箏開始飛揚到過去與未來之中，你要如何讓它穩定下來？用線來放風箏！風箏到處亂飛的時候，跟風箏說話並且大喊「回來這裡啊！」是沒有用的，你反而應該調整風箏線，把線放鬆，讓它有更多餘裕，或者把它收緊，或者往某個方向急拉，直到風箏遇到正好迎向風頭的最佳位置。

如果你有放過風箏就會知道，當風箏完全重心平衡時，風箏線感覺起來其實跟鐵條一樣，不會再鬆鬆垮垮的，而是非常堅固，於是風箏就飛得很平衡、穩定。它不會動，即使你放手，它還是停在那裡。這就好像處於當下這一刻的心智：堅定、有力、不動搖、錨定於生命之流當中。所以，我們要用風箏線把風箏帶回當下的穩定流動中，而一旦回到這裡，心智就會在平靜專注之處運作，並轉而影響呼吸。當心智處於流動之中，我們的呼吸會像鐵條般的風箏線一樣強而有力。

呼吸不只經過心智的表面，也進入心智深處。它會流經整座冰山，並且進入記憶庫深處，去聚集然後釋放陳舊的毒素——那些我們不再需要緊緊抓住的舊有思想和情緒。身心系統需要有一些生命力進去釋放，這就好像你把蓋子打開，讓蒸氣宣洩出來。當你剛開始運用呼吸時，可能會注意到有很多思想和情緒開始浮到表面，忍耐一下，這是心智在排毒的跡象。讓念頭湧現或浮起，不要對抗。如果你的心智正在奔騰，或者你的心情擺盪得比孕婦還要嚴重，就接受它吧。運用呼吸時，我們就會開始清空記憶庫，以及儲存在裡面的情緒。

不要低估這個過程的強大程度，以及它的轉化能力。這些呼吸技巧對有創傷後壓力症候群的退伍軍人非常有效，當其他方法行不通時，這些技巧能夠讓他們面對最深層的創傷記憶，最終放下。三十三歲的湯姆是從伊拉克戰場回來的退伍軍人，在瀕臨崩潰邊緣時前來求助，以呼吸法作為治療創傷後壓力症候群的最後一搏。美國退伍軍人事務部提供的方法（許多不同的藥物、傳統治療）都無法緩解他生活中持續不斷的焦慮、精神傷害及失眠，在好幾位軍中同袍自殺之後，湯姆決定孤注一擲，跨越整個美國，試圖清除腦袋裡的東西。而經過兩千七百哩的長途跋涉之後，他發覺他需要的，只是自己一個人靜靜坐著。

三天後，湯姆學會了呼吸技巧。他比過去多年來呼吸得更深，自述這是他從軍以來第一次真正開始呼氣。他開始清除舊有記憶，甚至是卡得最緊的那些。他心中仍有那些記憶，但是帶有的能量和情緒不再那麼強烈了。他不必再奮力埋藏那些記憶，這麼多年來，他第一次感覺到自己存在、感受到喜悅。他想起課程結束時，他抬頭看著灰色的天空，心裡想著這是他看過最美麗的事物。再一次學會呼吸讓湯姆按下神經系統上的「重設」按鈕，這證明了我們可以把負面的過往從當下抽離，放回屬於它的地方——過去。做到這件事之後，神經系統就能停止經由過往創傷的濾鏡，對當下及想像的未來做出反應，心智就可以脫困了。

我們有全世界數十萬人提供的自身經驗，以及科學證據，來支持呼吸法對創傷後壓力症候群患者的好處。威斯康辛大學麥迪遜分校的研究團隊在二〇一〇年的一項先導研究中，探索了淨化呼吸法的效果——透過「生活的藝術」中心和「歡迎部隊返家」活動，他們讓一群從伊拉克和阿富汗退役、且有創傷後壓力症候群的軍人練習淨化呼吸法這種可以抒解壓力的瑜珈呼吸法。該研究發表在《創傷壓力期刊》，顯示練習呼吸法不到一週，退伍軍人的焦慮程度就降低了，呼吸速率變慢（表示呼吸變得更深、更長），創傷後壓力症候群的症狀也減少了。過去的記憶讓他們喪失控制現在和未來的力量，負責這項研究的史丹佛大學心理學家艾瑪．賽佩拉博士說：「我們知道記憶的可塑性很高，我覺得應該是創傷和記憶之間的關連改變了——他們記得發生過什麼事，但那已經不是當下、不是現在了。」簡單來說，記憶造成的情緒負荷被移出心智，讓人覺得處於當下、覺得平靜。

✧讓你的呼吸升級

重新學習呼吸的過程分成兩個階段：（一）發現呼吸的本質；（二）知道如何稍稍「玩」一下呼吸——你可以在走路、躺在床上或在家裡舒服的沙發上坐著時做這件事。你的呼吸方式不只在做這些練習時有所不同，在生活中其他時刻也會不一樣。感覺到有壓力時，你突然就能不費力地平靜覺察自己的想法、情緒、呼吸和身體。有了呼吸這個工具，你自然就能夠在壓力和情緒升起時加以調節；每當意識到自己在壓抑呼吸，你就會放鬆，然後呼吸會再次變長。運用呼吸的副產品，就是處於覺知自然提升的狀態，這才是真正的「正念」。

就像之前提過的，想要了解呼吸的力量，唯一的方法是親身體驗。如果你已經準備好要開始了，可以試著實驗本章最後的幾項呼吸練習。只要花一、兩週的時間試試看，然後注意你的能量水準和心態有什麼轉變。如果你有興趣深入了解我在教授的呼吸技巧，可以到我的網站（RajshreePatel.com）看看。

練習：日常生活中的呼吸技巧

・**晚間呼吸循環**：你如何入睡決定了你的睡眠品質。

要讓自己適當放鬆並進入休息狀態，可以試試這個簡單的呼吸練習：平躺下來，然後把手掌放在肚子上，開始正常地吸氣和吐氣，並在吸飽氣的時候屏住呼吸一小段時間。注意手掌上下移動的和緩動作，以及肚臍的升降。你的手掌會開始感覺到沉重，覺知會進入更深處，然後你會開始覺得昏昏欲睡。做十次均勻、有節奏的吸氣和呼氣，在你要睡著的時候讓呼吸自然變慢。一旦覺得想睡，就睡吧。半夜如果醒來，可以運用這個練習，幫助自己再次睡著。

・**晨間呼吸循環**：與其滾來滾去賴床，然後起床的時候立刻抓起手機，不如花幾分鐘做呼吸練習，來展開你的一天。

醒來之後，再一次把手放在肚子上，然後進行十次完整的深呼吸循環。這個快速練習可以幫助你完成未完的睡眠週期，讓你更有精神、更有活力地展開新的一天。睡眠過程中，心智會處理舊有的壓力和緊張，如果在一個睡眠週期之中醒來，舊檔案可能還開著，會讓你覺得心神不寧、偏離核心或焦慮不安。起床的時候立刻做十次呼吸，可以完成這個壓力處理循環，有效「關閉」任何開啟的檔案。

・**強力呼吸**：這個讓人精力充沛的呼吸練習可以立刻清空心智，為身體帶來一些能量，而且真的只需要兩分鐘。

節奏是自然吸氣，然後經由鼻子做短而急劇的呼氣。採取坐姿，雙手輕握拳置於肩膀兩側，手肘放在腰部兩邊。當你透過鼻子吸氣時，把手臂舉過頭部，然後把手掌打開；當你用力呼氣時，迅速把手臂往下縮，手肘回到腰部兩邊，雙手回到輕輕握拳的姿勢。進行十五到二十次呼吸，重複三組，就可以不靠咖啡因而為身體帶來一些能量。這就是我們所謂的「瑜珈咖啡」。

．**轉變心態的呼吸**：我們都明白完整呼吸的好處，但很少人知道，以超過你最大呼吸容量的方式呼吸，更是讓你獲益良多。

當你需要轉變心態及清理卡住的思想時，可以試試這個強力的「擴展吸氣法」：經由鼻子深深吸氣，吸飽氣的時候暫停一下，再額外多吸幾口，然後屏住呼吸一下子，接著再透過鼻子把氣完全吐出來。即使只是重複兩、三次，也可以快速清理心智，並為全身重新供給能量。

．**主動接納的呼吸**：我們會在第四部提到，排斥的心智消耗了巨量生命力。

當你發現自己在排斥或逃避生活中的某個狀況時，請閉上眼睛，留意身心出現的症狀：胸部或肩膀緊縮、呼吸很淺、肚臍周圍緊繃、思緒翻騰，或是出現負面情緒等等。你體驗到的是壓力症狀，亦即交感神經（「奮戰或逃跑」）反應。注意這些症狀，然後在感受到這些症狀時長長地吸一口氣，屏住呼吸一下子，接著深深地吐氣，同時發出「哼～」的聲音。重複這個呼吸方式三次，你的整個生理系統就會重設為副交感神經（「休息與消化」）反應。留意到這些生理變化之後，就回頭去重複前面提到的「轉變心態的呼吸」。

為什麼要發出「哼～」的聲音？我們常常會自然發出這個聲音（例如「嗯哼」），

它會直達頭部中心，振動下視丘和松果體，清理任何負能量。

請成為你自己的科學家，當個生物駭客，看看這些呼吸的基本步驟對你的能量和觀點有什麼影響，再決定是不是要進一步探索。

第八章 給大忙人的靜心

在「正念」剛被傳到美國的六〇年代，這個方法是由旅行到遠東地區，並花費數個月的時間在寺廟跟著佛教僧侶學習的老師所傳播的。他們學習僧侶的修習法——集中注意力和心理監測等技巧——然後把它們世俗化，並帶回美國，幫助人們學習管理自己的心智。我們常常忘記，**今天如此流行的「正念」修習法，其實是設計給其靈性道途需要他們離開社會與日常生活，以尋求智慧與神性連結的僧侶使用的。**

你我都不是生活在深山裡，每天早上四點起床靜心三小時，然後一整天剩下的時間都與世隔絕、禁語沉思的僧侶。我們不過是過著忙碌生活的平凡人，可能住在吵雜的城市，同時要處理多項任務與運用科技，來打理家庭、工作及銀行帳戶。當我們借助這些僧侶用的修習法來培養專注力和覺知，必須自問：這些設計給僧侶用的方法對我們現今的生活方式及目標是不是能帶來最大效益？

吠陀靜心（或者我之前說的「不費力的靜心」）不是爲僧侶設計的，而是設計給「居家者」使用，或者如《薄迦梵歌》說的「行動的人」。這些技巧五千年前就在印度發展出來，以幫助你我這樣的人可以更投入生活之中，在工作、人際關係、家庭和社群中變得更有效率、更有活力。這些修習法不是關於尋求開悟（雖然它們也可以幫助你達到開悟的境界），而比較是關於將能量、生命力、喜悅、連結與智慧最大化（這些特質可以讓我們在所處的物質世界過得更好）。**目標不是抽離生活，而是要從生活中得到最多。**

吠陀靜心一直以來都是爲生活和心智忙碌的人而存在，你不需要像僧侶一樣內心寧靜、有紀律就能進行，也不必練習數小時、數月、數年才能達到某種境界。這是針對活躍心智的靜心法，而不是針對生活在寂靜與孤獨狀態下而被訓練得沉靜的心智。你不必試著讓心平靜下來或停止思考，這種靜心教我們的是讓心智去做它自然會做的事，不試圖控制自己的種種念頭，也不以任何方式嘗試專心、專注、監測心智。事實上，根本沒有嘗試，完全不花力氣。如同我說過的，這是一種不費力的修習法，讓思想與情緒自然展開，使用稱爲「特音」（mantra）的振動工具來達成這件事。

這種靜心的目的是爲了讓心休息，不是嗎？爲了讓你停下心智活動，休息一下。在生活中，我們身心系統的自然運作方式，是在活動與休息之間來回循環，這是我們先天的設計：我們有晝夜節律，從休息轉換到活動，過了一天之後再次回頭。根據這個認知，吠檀多把一天劃分成三個休息週期：你有八小時的睡眠，然後你需要在日間加入兩個靜心週期，讓心休息。

心智需要休息，才能神采飛揚、朝氣蓬勃，它必須處在「空」的狀態才能充電，這就是爲什麼我們把靜心稱爲「不費力的覺知」狀態。當心智擴展並沉靜下來，生命力就自然開始迅速增加，讓你以更清晰、更專注的狀態處於當下。你必須認識到，在吠陀靜心中，專心與專注是**放下**受控制的認知而得到的結果；在靜心過程中，心智不需要花費任何力氣。這種靜心也可以讓你有更多時間，因爲它讓心智功能更有效率；此外，當你每天靜心，睡眠會變得更深，因此需要的睡眠會變少，讓你有更多時間可以活動；最終，你將有更多時間達成更多事。

吠檀多和佛教都同意靜心是達到自我主宰的關鍵，但吠陀靜心有兩個重要的祕密，使其特別適合用來提升生命與能量：第一個是呼吸（不是專注在呼吸上，而是**運用**呼吸），第二個是「心的流動」，這是不費力的要素。

教授數千人吠陀靜心之後，包括許多「正念」和其他各種靜心技巧的修習者，我不得不說，我教的靜心法是幫助我們變得平靜，同時更活躍、更投入生活之中的理想方法。無論你的心一開始有多忙碌，吠陀系統的自我超越靜心是爲你帶來平靜與活力最快速、最簡單的一種方法。

吠陀靜心一直以來都是為生活和心智忙碌的人而存在。

也許你會好奇，我不能用個APP就好了嗎？以下是我不推薦你使用的原因。吠陀傳統把靜心視爲日常保健的一部分已有數千年之久，它是用來處理複雜的人類心智，背後有一套經過多年研究、自我觀察和智慧而形成的科學與系統，這肯定不是某個懂科技卻不懂什麼是深入自我意識的人可以隨便創新的事。我知道有上百萬個靜心APP提供方便之門，它們也許能提供表淺的休息與結果，卻不是完整而深層的轉化結果。這類活動有其優勢，但甚至不及我們可能做到的一分一毫，而且就實際層面來看，它是事倍功半。

✧超越不停思考的心智

你已經知道專注不是靜心，至少就我的標準來看不是。如果靜心不是坐在那裡試著專注在呼吸上，那麼靜心到底是啥玩意兒？

如同先前提過的，在梵語中，「靜心」稱爲「禪那」，這是一個「不專注」或「無念」的狀態。吠陀傳統用來表達靜心的詞彙，與西方世界一直以來所理解的靜心完全相反——它眞的是一種**放下專注**的修習法。

靜心方法有上百萬種，但大致可分爲三大類：集中注意力、開放監測（開放覺察）、自動超越。前兩類是在第六章談過的正念修習法，吠陀靜心則屬於第三類的自我超越靜心，廣爲人知的超覺靜坐就是這種。而我教授的技巧「自然三摩地」——意思是「自然且不費力的靜心」——與超覺靜坐源自同一個傳承，也屬於自我超越靜心。

每一種靜心都有它的好處，但是依照我的定義，前兩類不算是靜心，而是管控注意力的早期階段。腦部影像研究清楚告訴我們，執行這兩類靜心時，有大量的心智活動和工作。科學家檢查靜心時的腦部電氣活動，發現集中注意力（即正念靜心）會觸發與活躍的額葉皮質、高程度的認知控制、費力管控注意力，以及任務導向的思考有關的腦波活動；換言之，它會觸發我們日常生活中試著專心做事時會用到的那種心智活動。高程度的認知控制是一件好事，它是讓你「保持鎮定」的一種方式，或者我應該說，是讓你能夠「掌控鳥事」的方式。某些狀況下，讓事情在掌控之中很有幫助，卻會有副作用，就是會阻礙新點子和創新解決方法的流動。若你想要洞察力和新鮮的靈感，不妨試著進入心智的更深處，也就是你思想的源頭。

實際上，自我超越靜心的作用與其他兩類靜心剛好相反，它會觸動 α 波，這種腦波與深度放鬆、創意、睡眠及相當低程度的心智活動有關。不像其他比較是在「管控」的靜心法，自我超越法會增進所謂的腦波一致性，意思是整個腦部的活動更加統一與同步。這種修習法本質上造就了更整合或統一的大腦，讓冰山從尖端到海洋深處的每一層次變得和諧。此外，整個腦部的腦波一致性與活動同步性提升，直接造成的結果就是我們也能獲得認知控制、管控注意力和任務導向思考等好處，卻不必像執行集中注意力及開放監測等技巧時那樣費力。

這正是「瑜珈」的意義——「瑜珈」這個詞是「整合」「合一」「連結在一起」之意。我們最強大的力量，就藏在聖哲所謂的「聚焦」狀態，亦即合一的心智之中——這不過是表達「處於當下的心智」的另一種說法而已。

就算你是第一次嘗試，也可以在非常短的時間內達成，而且效果持久。神經科學家弗瑞德．崔維斯博士於二〇一六年在權威期刊《大腦與認知》上發表一項研究結果，以科學方法證實自我超越靜心眞的是一個不費力的過程。這項研究對八十七位修習超覺靜坐一個月至五年不等的人進行檢驗，測試他們在靜心中與靜心後的腦部活動，並收集自我評估報告。結果發現，不論靜心者的經驗多寡，都能進入深層超覺狀態。崔維斯博士表示：「只修習超覺靜坐一個月的人，在靜心過程中出現超覺意識體驗的頻率，和靜心五年的人一樣高。這幫助我們了解到，超覺靜坐是運用心智的自然傾向來超越——從活躍的思考狀態，進入深層的內在寂靜。大量練習並不會讓這個自然過程進展得更順利。」

自然三摩地和超覺靜坐一樣，是一種不費力的修習法，設計的目的是把身心帶入有助於恢復健康的深層休息狀態。我們說它不費力，是因爲心智自然會想要往內在的喜悅源頭前進，當我們允許思考過程展開，它自然會流回其眞實本質，也就是喜悅、連結、智慧、創造力、存在和無限潛能。依據吠陀智慧的說法，人生中所需的一切——創造力、自信、清晰，所有成功的元素——我們早已擁有，不需要做什麼特別的事就能得到。這些東西就在我們之內，只不過被表層的思考堵住了，被所有的判斷、歸類、剖析和分析掩蓋住了。所以，與其專注在心智的表面，我們必須進入更深處，直到我們存在的核心。

吠檀多的基礎是知道你的眞實本質是完美的。我們內在的本質是薩（sat）、其（chit）、阿南達（ananda），意思是不變、活潑的意識，和純淨的至福——我們就是由這三種特質所組成。依據吠檀多的說法，如果你放鬆了，這三種特質會自然顯現。這與心智費力相反，若你讓心智越來越不費力，你的眞實本質就能顯化；當你放鬆，這些特質就會如同你還是小孩時一樣自然閃耀。

把心智引導到更深層覺知狀態的方法是使用特音。特音是沒有意義的一個聲音或共振，這個字的原文「mantra」意爲「聲音」，它不是一個字，而是一種振動。就像西塔琴是一種聲音，笛子是另一種聲音，鋼琴又是另一種，每個特音都有自己的聲音，並以非常特定的方式影響神經系統。

靜心中使用的特音帶有我們在最平靜狀態下的共振，我們以這個振動爲工具，把心智帶進越來越安靜的狀態。這個振動不費力地帶著你超越特音、超越靜心的過程，到達純淨覺知的狀態。特音是用來「超越」靜心過程本身，而進入一種沒有念頭、沒有情緒、沒有感知的全然開放覺知狀態。我們正進入思想的源頭本身，因此可以改變思想，然後汲取源頭能量，爲整個身心系統充電；我們在讓心智鬆開。

✧心智完全放鬆的「心流」狀態

這個修習法的美，在於它讓心智回到無爲、完全放鬆的狀態，我稱之爲「心的流動」。我心智自然地鬆開，並流向更平靜的水域，除了花在修習的時間，你只需要花非常少的力。我喜歡音樂人魔比對他長時間修習超覺靜坐的說法：「有效率的方法是你不需要做那麼多，我是一個超級懶人，所以我很欣賞這件事。」這是更簡單、更輕鬆的靜心方式，它讓人放鬆，很靈活，可以節省能量，還讓你睡得更好。沒有人跟我抱怨他們沒辦法坐到整個靜心過程結束，而且如果你在靜心前練習呼吸，可以坐更長一段時間，感覺起來卻好像才坐一下子。你不必奮力保持覺知，只要自然地觀察內心的樣貌，然後讓心智放鬆，你自然會處在接納的狀態。如果有負面思想出現，不必告訴自己「我在思考、我在思考、我在思考」，只要注意到它在那裡就可以了，它不會對你怎麼樣。

消除念頭不是重點！在吠陀傳統中，我們接受念頭是靜心過程的一部分，甚至歡迎它們！當我們試圖抗拒或爲念頭貼標籤，或者不管如何都試著靜心，其實最後只會增加更多念頭。我們不是在監測或嘗試清除念頭，也不在乎它們是正面還是負面，我們只知道心智只做、而且只知道怎麼做一件事：思考、思考和思考。產生念頭是心智的本質，嘗試處理或爲念頭貼標籤，或者批判它、把它隔開來，只會引發更多心智活動；相反地，隨著念頭之流漂浮就好。

你記不記得有一種手上拿著銅鈸、背後有旋鈕可以上發條的玩具猴子？如果把背後的旋鈕想成你的心智，你一整天在做的事，就是用心智活動把旋鈕不斷轉得更緊，思考、分析、處理，「對」「錯」「應該」「不應該」——我們每天產生成千上萬個念頭，每一個念頭都在轉緊旋鈕，而每次轉緊，都會讓身體（猴子）及心智（旋鈕）緊張。如果想要抒解這份緊張，你就得放開旋鈕，讓它自己鬆開。一開始，旋鈕會瘋狂往回轉動，猴子會滿場飛！但這正是我們希望發生的事。你看，當你抗拒念頭，就是在抗拒鬆開的過程，而且也讓旋鈕持續鎖緊。你必須了解，念頭和情緒洶湧而至，花一段時間浮上表面，然後自己緩下來，是鬆開過程的一部分。再次強調，靜心的過程就是讓這些念頭和情緒自然流向平靜。

如同一條河流回大海，心智會自然流向純淨意識的平靜水域，流向我們核心之中的能量和智慧源頭。風會使水面起浪、不平靜，海洋深處則相反，有更多生命、力量和平靜。由海底升起的創造力、熱情、喜悅和清晰，會比從頂端製造的更有力量。

如同一條河流回大海，心智會自然流向純淨意識的平靜水域，流向我們核心之中的能量和智慧源頭。

如果不小心，集中注意力的修習法反而會壓抑由海底湧上來的創造力、洞察力及能量。的確，研究顯示集中注意力的靜心方式可以提升專心、專注和自我調節的程度，卻也造成創意思考測驗分數較低。另一方面，很多實驗顯示吠陀靜心可以刺激創意思考，你在吠陀靜心中所做的是超脫思考的心智，而不是強化和訓練它。知名導演大衛．林區已經修習超覺靜坐三十多年，他的書《大衛．林區談創意》裡有一段美麗的敘述：

「你要是想使用全部的腦，就需要超越。每次超越之後，不管是研究數學問題、歌唱或做任何事，都會有更多的超覺意識。無論你做什麼，你的大腦都能維持這種一致性，這是一種整體經驗，這是全腦運作，而它慢慢會成爲常態……意識就越是增長。」

那麼，當你「超越」的時候，到底發生了什麼事？超越時刻是冰山融化在海洋裡的時候，它全部變成流動的水。冰山尖端與海洋深處的共同元素，是兩個氫原子和一個氧原子。在超越的時刻，你放下所有的念頭、記憶和評判，達到「我在此，我存在」的強大感受。有時候，我們在從睡眠中轉醒的半夢半醒之間，會體驗到這種感覺。我們甚至不知道自己在哪兒，卻清楚覺知到自己「存在」。在那一刻，我們已經讓冰山融化，這就是超越；在那一刻，一切都自己重組了。當我們沉入海洋，會得到海洋的力量，而且會開始讓冰融化。冰山之中的某個部分，有些冰開始變軟，然後有一道小水流流回海洋中。那道水流變得越來越大，然後冰山的這一大塊就掉進海裡。這一塊好像掉得很突然，但其實裡頭的冰已經變軟好一段時間了。海洋中充滿了眞實的生命、智慧和能量，是身心系統的超急速充電器，有助於融化持續困住我們的阻礙，這是長時間修習靜心可以帶來的好處。

在我最近的一次課程中，有一名女性來學習以靜心處理快要壓垮她的壓力，她把這個當作最後手段。這位女士比我看過的任何人都要疲憊不堪，她是做兩份工作的單親媽媽，爲了勉強維持生計而努力工作，幾乎沒有時間可以留給自己，過去幾個月也沒怎麼睡。她表示自己的心智在夜晚也很緊繃，沒辦法停止思考，而且會輾轉反側好幾個小時。

第一次團體靜心才過了三分鐘，我就聽到打呼聲，立刻知道是誰！複誦特音三分鐘之後，她就沉沉地睡著，後來的三節課也發生一模一樣的事。如果我沒有在大家都離開之後叫醒她，她會在那裡睡上好幾個小時。這就是我覺得成功的靜心——靜心到睡著！在我們的傳統中，靜心時睡著並沒有關係，是被欣然接受的，無論你的內在空間發生什麼事，你得讓它發生。這位女士的身心系統正以危險的低電量運作，她的儀表正在閃紅燈，而當她能夠讓心智安靜到進入超越狀態，她身體天生的療癒智慧就會立刻接手。她需要的是休息，身體就給她一個深層休息的狀態，讓她可以開始重振自己。這就是超越的價值：我們沉入海洋，然後海洋的力量就會前往需要它的地方，爲需要它的部分服務。

在許多情況中，心智必須去面對並釋放在潛意識中造成阻礙的記憶。我最近教一位女士自然三摩地，她剛因爲癌症失去兒子。儘管她其實什麼也不能做，但你可以想見她心中的一切：後悔、罪惡感、悲傷、哀慟、焦慮、自責。第一次來到我辦公室時，她幾乎沒辦法靜靜坐著：喝一小口水，站起來來回踱步，然後再次坐下，接著開始哭。她告訴我，她完全沒辦法靜靜坐著靜心，但會努力試試看。

第一次靜心的最初一小段時間過後，淚珠從她的臉上滑落，但她完全靜止不動；四十分鐘後，她第一次移動身體，睜開眼睛平靜地說，她記起從她兒子被診斷出疾病，到他過世那一刻之間的一切。她的心已經走過儲存在水面或深處記憶庫裡的所有記憶，她可以看見一切，但同時，她可以看穿傷痛。能量的蘊藏量提升了。幾次課程之後，她告訴我：「我想念我兒子，但我找到了讓自己晚上睡得著覺的方法。」

透過這樣的過程，這個修習法對緩解憂鬱症也有相當深遠的影響。二〇一八年十一月，極具聲望的《英國精神科期刊》上刊出一篇令人興奮的新研究，顯示自然三摩地靜心法可以讓憂鬱症的復發率減少百分之三百以上。這項研究爲期五年，由西安大略大學的八名科學家進行，他們將靜心加入憂鬱症治療的黃金標準——抗憂鬱劑和心理治療——之中。當我們能夠清空記憶庫並放下過去，就會獲得所需能量，以回到當下、體驗正面情緒，並對人生抱持有正面觀點。

✧ 讓心智準備好靜心

要讓靜心過程更快速、更輕鬆，吠檀多強烈建議從呼吸開始。如果你是超覺靜坐、「正念」或其他任何一種靜心的熱中修習者，我建議你在練習之前花幾分鐘在呼吸上，這會完全改變你的狀況，相信我。與其花費練習的前十分鐘或更久的時間，跟念頭及內在的煩亂不安搏鬥，你會發現呼吸幾分鐘就能清理心中的雜念。

靜心就是關乎「不費力」，但一開始要讓它奏效，我們還是要花一點點力氣。古儒吉把它比喻成搭火車：「你必須到車站去，買張車票，然後帶著你的行李到正確的月臺上。一旦搭上火車，頭上頂著行李在車廂裡跑步，並不會讓火車跑得更快。」坐下來靜心時，沒有什麼要做或要完成的事，但在什麼都不做之前，你必須做點事。

再強調一次，我們說的是**身體費力，不是心智費力**。進行呼吸練習跟進行肱二頭肌彎舉沒什麼不一樣，你就是重複地做，然後就做完了。不管你有沒有專注在呼吸上，這些練習都會讓神經系統從高度警戒轉爲休息與復元模式。如果你在練習呼吸之前可以做一些瑜珈姿勢來舒緩身體的緊繃、讓能量管道流動，甚至更好。正如古儒吉解釋的：「如果完全沒有活動，靜心根本不會發生。瑜珈和某些呼吸技巧會帶走你內在煩燥不安的能量，幫助你變得平靜而安詳，並且更深入靜心。」

不需要專注或專心，三分鐘的呼吸練習就已經可以讓你多坐十或十五分鐘，並且進入沉靜狀態。即使是比較短的靜心，也比坐在那裡半小時，腦子卻塞得滿滿的更有影響力。

這就是爲什麼瑜珈大師把呼吸叫作「靜心的門戶」。如果你的身心系統沒有卡在緊張的焦慮狀態，靜心會輕鬆得多！情況會是這樣：在理智的層次上，你告訴自己，你正在放鬆，但壓力和壞情緒依然停留在你身體和心智的更深層；而當你在坐下來靜心之前，先處理心中的壓力和開啓的檔案，你的靜心體驗會更輕鬆、更有益。

練習：讓心智放鬆

花點時間在心理衛生上（每天至少一次），是健康的內在生活與高能量水準的基本需求。我們一天清理嘴巴裡的微生物、牙菌斑和細菌兩次，也每天清掉身體上的灰塵和髒汙；我們在晚上脫掉髒衣服，換上睡衣，卻從來沒想過要對自己的心智做同樣的事。如果想要在生命中茁壯，我們就必須學會拍掉心上的灰塵和髒汙。這不需要高度注意力或心智上的努力，但需要一些每日的基本維護。經過數千年，一項結合了呼吸和靜心的簡短練習已經被證實是非常有效的日常基本維護方法。

一本書（甚至這本書）其實沒辦法教會你如何靜心，要學習吠陀靜心，必須接受一些面對面的指導（如果你有興趣，可以去你所在城市的「生活的藝術」中心參加工作坊，或者到我的網站RajshreePatel.com參考更多資訊）。不過，我可以教你一些簡單的練習，讓你不費力地進入心的流動狀態。每當我開始感受到心理疲勞，都很愛做這些練習，當作工作中的短暫休息，好讓心智放鬆，然後整個身心系統很快就可以重新開機。

①**流動的水**：心智困在負面性中的時候，表示我們的能量也沒有適當流動。身體有百分之七十由水組成，只要看著流動的水，就可以幫助我們重新與內在的自然活動連結。要做這個練習，只要舒服地坐在河邊或任何有水流的物體旁邊，然後凝視水的運動（室內小噴泉或河流的影片也有效）。一開始，你會注意到心智忙著下評論或被很多念頭給分心了，只要讓念頭來來去去就好。最終，心智會開始跟著水流動，然後念頭、情緒和心智活動都會流走，你會開始從心智被塞得滿滿的狀態，進入心流。

②**看穿**：看著某樣東西但不要緊盯著它，透過這個簡單的知覺練習來讓心智流動。在眼前選一個點，但不要盯著它，而是看透或看穿它，保持輕鬆、不聚焦的凝視。當你看穿那個點，就會突然注意到自己的視野開闊了。你注意到左邊或右邊、上面或下面的其他事物，你的注意力還是在那一點上，但已經不只在那一點了，內在環境的其他元素也開始進入你的覺知當中——聲音、氣味或身體感覺。這是放下小範圍注意力的過程，

如此進行幾分鐘，然後閉上眼睛，你會注意到心智已經慢下來了。

③**超越地平線**：當你發現自己身處一個可以看向遠方的地方，請花一點時間凝視地平線。一開始，心智在看——視覺機制在運作——同時理智還在思考、思考、思考；但如果你持續看著地平線，然後閉上眼睛，接著再張開、再閉上，你的心智活動會慢下來。觀看「空間」這個元素（吠檀多認為，空間和土、水、火、氣同為五元素之一），有助於擴展覺知，並讓神經系統從交感神經過度負荷，轉變為副交感神經活動。

④**凝視自己的手**：把雙手放在眼前，掌心相對，大約相距六吋（十五公分左右），然後輕柔地凝視雙掌之間的中心點那裡的空間。你可能會覺察到你凝視的那個點下方或周遭的事物，然後你會開始越來越覺察到你的左右手掌。請注意覺知是如何擴展的：你的覺知從雙手的中心點移到手的兩側，現在穿過手掌，同時注意到你的覺知還是在兩手之間的中心點。你就是去覺察視野裡面有什麼。隨著覺知擴展，你注意到周遭空間的更多事物，思考機制就會慢下來了。

第九章　活出你的內在超能力

我是漫威及超級英雄片的超級粉絲（很不「靈性」），我知道），我喜歡大家一起出現在《復仇者聯盟》裡面的時候，這是唯一一部我連續兩天內重看的電影。我這麼愛這些故事的原因是，它們很奇幻，但是真的代表了人生，每個角色——鋼鐵人、索爾、浩克、黑寡婦——表面上都有自己獨特的人性弱點，但在核心之中，他們擁有仁慈、勇氣、奉獻、愛、同情心和服務等超能力。看看鋼鐵人，在他的傲慢背後只有仁慈，而浩克的暴怒之下是一個牛脾氣的小男孩，他不能接受世界上的貪婪和不公不義。

我從這些角色感受到的寓意是：像他們一樣，我們的核心之中也有這些超能力。與生俱來且從未失去，這些能力只是被我們的體驗、創傷和故事掩蓋住了。關於我們需要和想要的一切，我們天生就有無限的力量，這是與生俱來的權利，我們只需要每天有意識地覺察、連結，還有邀請這些超能力進入生命中，就能更圓滿地體現生命的偉大。

我在進行會談及工作坊時，很愛問一個問題——我會看著坐在我面前的人，然後說，如果他們覺得自己發揮所有的潛力在行事的話請舉手。百分之九十九的時候，完全不會有人舉手，無論我是對退伍軍人、警察、《財富》雜誌前五百大企業高階主管、學生或主婦說話，都一樣；無論我在印度、巴西或洛杉磯，都沒有差別。無論多少人可能已經達成，他們就不覺得自己已發揮了所有潛力。

你可以把這件事看成大部分人都在自我批判或表現不佳，我卻不這樣解讀。我所看到的是，我們的核心之中天生就有大我及潛藏在每個人內在的偉大，但這份巨大的潛力尚未完全被激發或實踐。我們能夠感受到**自己真正是誰**的核心，我們知道它就在那裡，而我們正在完全體現它的旅途之中。

我們花了好多時間談論有哪些事阻礙我們的偉大：受制約的思考方式、過勞、壓力、能量低下，還有過去與未來的負面情緒。但是現在，我想要告訴你這些內在阻礙的另一面是什麼：我們會看見自己的偉大、潛力，還有眞正的意識。這不是我們必須「努力嘗試」達成或成爲的事，因爲我們原本即是如此；當生命力高漲時、心智放鬆時、在做某件自己熱中的事時、與所愛的人連結時，或者感覺到自己是整個自然及生命本身的一部分時，便得以瞥見那光輝。那份偉大不只是一廂情願的想法或你的自我（ego）的聲音，而是非常眞實的存在。如果吠檀多堅持某樣眞理，那絕對會是：**在你的核心之中，是一個無限快樂、有力量的存在。**

古代典籍說，如同我們是由細胞和原子構成的一樣，我們還由「永恆的正面性」這樣的本質構成，這種本質稱爲「薩其阿南達」（satchitananda）。如你所知，**sat** 爲活潑，**chit** 是意識的純淨智慧，**ananda** 則是長久的喜悅、至福。這就是爲什麼我們說新生嬰兒是「一籮筐喜悅」，寶寶的主要本質不是身體質量的重量，而是純然的喜悅、興奮與愛，所有寶寶只要微笑、大笑或咯咯笑，大人的心就會融化。我們沒有意識到自己從未失去這個特質，只是被埋藏起來。除了增進能量還有放鬆心智而讓這些特質再自然閃耀的工具，吠陀傳統也提供了一套更快達成的具體實踐法。

我們核心之中的這份正面力量有許多不同的特質，而且會以許多不同形式顯化。**當我們發自偉大行事，在生活中面對困難時就會有適壓彈性。**我們說眞話，對他人誠實，舉手投足都帶著仁慈與慷慨；我們有自我覺察的能力，秉持自律的專注力去追求目標，對其他人及生命本身有強烈的信仰。

你可以把這些與生俱來的特質想成你**內在的超能力**。根據吠陀傳統，這些超能力包括仁慈、誠實、自律、滿足、慷慨、彈性、信任、豐盛等。你也可以稱它們爲「核心人類價值」，它們不是情緒，也不是個人特質，它們是構成你這個人的本質，它們就是可能存在的最深層次的你；當你的能量水準升高並放鬆心智，就越容易得到這份內在恩惠。你正在運用最源頭的力量。

想像一下，只是片刻，在這星球上走動一下，並相信這無限的力量與正能量就是你的本貌！這難道不會讓你步履輕快、面帶微笑嗎？

想像一下，只是片刻，在這個星球上走動一下，並相信這無限的力量與正能量就是你的本貌，你善良、有同情心、慷慨、有彈性、誠實、快樂、有自我覺察力、豐盛、專注，對生命和你在其中的位置有深深的信仰，這難道不會讓你步履輕快、面帶微笑嗎？這是眞的！這就是你，你只不過是忘了。你長大了，面臨挑戰、挫折與失落，這些事情開始堆積在你的身心系統之中，記憶和情緒卡在你的心中，還有你身體的生理組織中；你開始和與生俱來的本質脫節，在行住坐臥之間，腦袋反而對人生充滿狹隘的信念、固化的假設，對於自己是誰與自己的能力也只抱持著有限的概念。這些信念和假設如迷霧一般越來越濃，然後開始遮蔽你的眞實本性，霧越濃，你與眞實本性就越脫節。但只要陽光依舊閃耀如昔，無論烏雲有多厚重，快樂即是你的本質，永遠不會失去光輝，只是從你的角度看不見罷了。

✧不費力地活出你的本質

透過呼吸和不費力的靜心法來進入能量的源頭——如你學到的那樣——就會讓你能夠自然並輕鬆地回到自己的核心本質。但還有一套日常、具體可實踐的行爲能爲這個過程帶來更多能量。

在你開始培養自己的氣之後，當你透過靜心擴展自己的心智和覺知之後，智者說接下來你可以開始發展這些超能力——所謂的**完美**（siddhis），你也可以把它們想成高尚的品德。你不是在把任何新事物或外來事物引入自己的身心系統裡，這些東西原本就不是在你的內在被創造出來，而是在你的內在綻放，這就是你擴展到最極致、最有生命力、最有活力的大我，你只不過是揭開這些原本被掩蓋的正面特質而已。這些特質原來就是你的本質，有意識地與這些特質接軌，讓你能夠綻放自己原有的快樂、原有的感恩、原有的力量、原有的誠實等。你正在做的事情是讓你的覺知和行動與你自己內在的偉大接軌。

我們透過一系列的實踐法來運用自己的力量，這些實踐法稱爲**操守**（Yama）和**自我修持**（Niyama）。如果你有練瑜珈，便可能已經聽過它們，這些原則是一本稱爲《瑜珈金言》的古代典籍所列，由智者拔檀闍梨所著。在說明瑜珈體位法、調息法及靜心的修習方式之後，拔檀闍梨談到操守和自我修持——與自身相關的覺知主動實踐法，還有與他人相關的覺知主動實踐法，你也可以視之爲在行動中靜心。

操守是提升我們對他人的覺知，以及與他人互動的實踐方式——諸如誠實、仁慈和慷慨。你實踐這些事，不是因爲某種道德責任，而是因爲這麼做會改變你的思想與情緒方向，使你與你更偉大的潛力接軌。這會使你的心智從冰山的最底層揚升，這與你的感覺如何有關，就像這與它如何影響其他人的方式有關。然後我們進展到自我修持，這是相對應的實踐方式，讓你可以**增進自我覺知，並且增進你和自身及內在世界的關係**。

看待這些實踐方法的另一個方式是把它們視爲生活中的規範，就像行爲準則一樣。如果你參加內觀避靜，必須遵循一整套規則：不能睡在高高的床鋪上，不能寫下任何文字或和任何人說話；你不是因爲某人立規而遵循這些規則，而是因爲這是對你及你的避靜體驗而言最好的事，你正在避免讓心智無法發揮正常功能與讓情緒失調的行爲——心智失常及情緒失調最終會耗盡你的能量，還會讓你偏離自己的本性。

操守和自我修持不是思想特質或思考方式，再重複一次，**它們是我們的核心本質**。還是小孩時，我們非常仁慈，我們說實話，沒有任何過濾或批判；我們分享，我們不偷竊，我們知足，我們跌倒之後會馬上爬起來……所有這些特質，終究是我們天生所擁有，我們只是更有意識地運用它們而已。我們不是在創造另一個依據過去而建立的受制約心態，這與佛教徒實踐慈悲心的方式類似，你運用靜心，從表面開始與你天生的同理心連結，然後你會感受到同情共感的喜悅（因他人的好運而感到喜悅）；接著你會變得慈愛，首先是對你認識的人，然後是對你自己，然後對所有眾生皆然。但因爲慈悲心不是一種實踐法，而是你的本性，你只是照亮自己的本然，讓這份特質得以綻放。這些實踐法是爲了讓你準備好依照眞實本性而活。

這些實踐法需要被**活出來**。記住，佛陀不是只有在打坐的時候靜心，祂在生活中也活在靜心狀態。正如其他聖哲一樣，拔檀闍梨試著幫助他那個時代的一般居家者活出更偉大、美好的人生，以及發現屬於自身的偉大，這是他的目標。他請人們練習瑜珈、呼吸和靜心等修習方法，以提升能量場，之後就能自然而然在日常活動中活出這些特質。

✧把冰山融化

再次強調，**操守和自我修持不是心智的特質**，了解這件事非常重要；它們完全不是冰山的一部分——它們是海洋的一部分。用另一種方式來看，冰山和海洋都是由氫與氧構成，當它們凝固成爲冰山，這些特質就被冷凍、被封住了，而我們在做的事情是讓心智符合意識本身的特質，然後把冰山融化；我們用能量和意識的正面特質湧向冰山，讓它融化。這就好像超音波機把腎結石震碎，讓結石可以從尿液排出，操守與自我修持的頻率與振動強而有力，足以震碎由重複性思考迴圈及濃密的負面情緒（如怨恨、憤怒、罪惡感、責備和恐懼）造成的能量阻礙。

我們**不由心智來創造改變，而是在言語和行動層面做改變**，這一點也不是心理層面的！你只是以強力的意圖，把言語和行動轉化成更高頻率和振動，以提升你的心智狀態。你根本不必爲自己的念頭煩惱，你可能有侵略或暴力的念頭，你可以對自己不誠實，或者你的內心

> 我們不由心智來創造改變，而是在言語和行動層面做改變。你根本不必為自己的念頭煩惱。

可能過度放縱，這都沒有關係，就從自己能做到的事情開始。只要意識到那些念頭沒辦法帶來生產力，就把自己拉回純眞，如果你正在努力保持能量高漲，就不會那麼容易受到這種念頭影響，你的思想會自然轉化爲較高頻率。

拔檀闍梨告訴我們，另一種把思想調整爲較高頻率的方法，就是提升言語和行爲。在言語之中實踐仁慈，例如你說眞話，但是以仁慈的方式去說——你不必經過整個思考過程，只要以仁慈爲原則，帶有這份覺知去說話就可以了；改變行爲之後，你的思想自然會朝正面的方向轉變。言語、思想和行動都是互相連結的，就像風箏的例子一樣，所以我們透過改變言語和行動來改變我們的思想。如果你開始注意自己的飲食，並且開始吃比較健康的食物（行爲），自然就會把思想集中在食物上，這就是相同的概念。**覺知會驅動行為，然後行為會改變思想，思想又強化了言語，言語驅動行為，於是再次以良性循環引導了思想。**

✧ 操守：創造與他人的和諧

接下來幾頁，你會學到應用在日常人際互動及生活事件上的主動實踐法。拔檀闍梨要我們把這些正面特質體現在自身的行爲上，並避免某些造成人際關係不和諧與自身心智功能失調的互動方式。

你會發現，當你改變行爲，自然會爲生活帶來不同的結果，你會開始吸引不同的事物。在你的日常生活中實行這五種操守，就會轉化自己與家庭、同事、朋友，還有與自身的體驗。你可以選擇一、兩項實踐法開始，選目前最吸引你的就可以了，然後融入生活中。當你的行爲開始變得更自然、自動自發，你可以開始玩玩看，加入第二種、第三種，直到你把這五種都融入生活中爲止。

這個過程並不困難，這些實踐法不需要耗費額外的時間，只要你多一點點覺知就好。記得，這些是你內在的超能力，你需要的時候隨時都可以運用。明智地使用它們，並且經常使用它們吧！

①不暴力（ahimsa）：不排斥

我們從最基本的原則開始：不暴力，就是實踐不以暴力對待所有生物。無論是身體上、情緒上或其他任何方面，我們當然不能傷害他人，這是你進學校讀書之前就學到的生活基本原則，這是「黃金法則」。不危害或不傷害其他人是我們的中心思想，其他操守全都支持這個主軸而運作，但若我們更深入看待不暴力的意義呢？

就我個人的詮釋，不暴力背後更深層的智慧是不排斥。仔細想想，在你與他人的關係中，排斥常以意見不合、衝突和敵對心態呈現（取決於排斥的強度）。敵對的國家、宗教、種族群體，或是自由主義者與保守主義者之間，都是因爲它們彼此之間有某種程度的排斥而產生衝突。無論是有形或無形的排斥，都會成爲仇恨與暴力的種子。

當你無法接受他人的狀態，你的心態很快就會變成「我和他們」，即使是最細微的程度，你會從排斥、批判、迴避、否認那個人或那個群體的角度行事。這可能永遠不會演變成身體暴力，但你會看到某種程度的心理暴力與內在侵略性，或者一個比較極端的狀態——暴力的態度。以這種方式行事會降低我們的能量和潛力，當它外顯的時候，也會傷害到其他人。任何程度的排斥都會讓人際關係變得費力，你爲了得到想要的，而正在排斥你自己，這是非常辛苦的搏鬥（第十一章會更詳細談論排斥的機制）。

排斥他人常會變成排斥生命本身。宇宙的生命脈動想要支持我們，而我們在根本上卻排斥或否認這份支持；我們非但沒有讓河流帶我們順流漂浮，反而耗費自己的能量逆流游泳。當我們實踐不暴力，並開始看見自己與他人和生命本身的互動中的排斥，這份覺知就會開啓內在的能量管道，就會立即帶來不排斥的轉化——回到我們自然存在的肯定狀態，也可以稱之爲「主動接納」。當我們來到這個世界，我們是全然開放、接納而樂意的，我們接納生命的給予、觀察周遭的生命，然後伸手與之同行。排斥生命是一種習得的行爲，身爲成人，我們可以藉著實踐不暴力而忘卻這種行爲。

要實踐不排斥有三個層次：思想、言語、行為。現在先不討論思想的部分，而從比較有形、容易控制的部分開始。你可以控制自己所說、所做的事，對吧？有時候控制自己的行爲可能不太容易，例如要戒掉壞習慣，不過大部分時候，你得對自己的言行負責，所以，實踐方式是從最細微的部分讓你的言語和行動符合不排斥的原則。

你可以每天選擇一個情境來實行不排斥。你可以對自己說「今天我不要對助理大呼小叫」，或者「我今天在搭捷運時會先禮讓他人，而不是只顧著自己要先衝進車廂」，你也可以告訴自己「我的心在排斥這件事」。你不必做任何事，只要承認心中在排斥，還有確認你排斥的人或情境。

你也可以在一天結束時，列出當日出現排斥行爲的次數。你不是試圖改正或告訴自己不要這樣做，只是注意這件事，覺知本身就會把你的眞實本性（也就是不排斥）帶出來，從冰山底層改變你的心對排斥的執著。當你把意圖設定在依循不暴力來行事和生活，即使只是一點點的注意，也比你所做、所說的任何事都還要有力量。你很快就會發現，其他人與你相處時會展現更高的開放性與接納。

②不虛假／真（Satya）：恆久不變

第二個操守是不虛假，或眞（satya），要我們檢視自己與眞相的關

> 問問自己：「我對自己或他人的信念是百分之百眞實嗎？我的人生真的過得很失敗，或者只是現在遭遇到挫折？」

係。不虛假的意思是「眞實」，但也更甚於此：在更深的層次，我們講求的是願意探求並致力於恆久不變的眞相，你的言行反映出你現下對所持最高眞相的承諾。「眞」的原則是**思想和言語一致，而言語和行動一致**——想著一件事，說的是別件事，做的又是另一件事，這就不是眞，而是扭曲。

眞就是**言行合一**，如果我們言行不一、口是心非，就是在說謊或活在謊言之中，汙染了意識和潛意識，將會以較低振動頻率行事，也會使他人偏差而不知原因爲何。

更進一步看看何謂眞實。想想看，你認爲眞實的事，眞實的最高程度，就是永遠不變的事，它帶有永恆和不變的特質，不像意見或批判轉瞬即逝。要在任何既定的情境或互動過程中實踐眞，我們要做的就是從最穩定的觀點思考。在我們的感知之中，什麼是稍縱即逝、什麼是長久持續的呢？同樣地，這與思想、言語、行爲一致有關，依據較持久的概念，選擇能夠造就較持久結果的行爲，並尋求長期利益，而不是短期利益。

你可以試試一個實用技巧，就是問問自己：「我對自己或他人的信念是百分之百眞實嗎？我的人生眞的過得很失敗，或者只是現在遭遇到挫折？」如果你曾經告訴自己「我老闆不喜歡我」，你覺得這件事是眞的，還是可能有其他原因造成他的行爲？這種問題可以把我們導引到更持久的觀點，而我們對自己和他人最穩定恆久的觀點正是之前討論過的：我不只是我的身體、思想、意見、體驗和情緒，我由能量和生命本身構成。

當我們把覺知維持在更宏觀的角度，維持在長期對自身而言最好的事情上，自然就會把我們引導到比較穩定的結果。當你以這種方式實踐眞，你的行爲就會創造更好的成果和價值；你不會因爲某人的言語或行爲而深陷泥淖、裹足不前，因爲你更聚焦，立足在你承諾的堅實基礎之上，並由更宏觀的角度看待生命，所以你的成果就提升了。拔檀闍梨告訴我們，實踐眞會帶來平安與來自他人祝福的振動。實踐眞實的價值，還有從更持久的觀點看待事物，也會在我們實現自己的意圖時帶來力量。

③不偷竊（asteya）：不偷竊與豐盛

《聖經》十誡中的「不可偷盜」即說明了不偷的基本原則，字面上的意思是「不偷竊」，不拿取不屬於你的東西，不要偷別人的財物或智慧財產，這是最顯而易見的偷竊層次，我們當然應該避免。但是，讓我們再來看看潛藏在背後的微妙智慧。

不偷竊的眞正實踐方式是**秉持豐盛的心態行事**——我所說的豐盛，是指心理和能量層次，而非物質層次。我們不必向他人拿取，因爲我們早已擁有所有可能需要的東西。不偷竊的覺知代表我們在有「我眞希望過他的生活」「我超想做她那份工作」或「爲什麼大家都訂婚了，剩我一個人單身」這些想法時，自己就有所覺察。你發現這些事和偷竊的關連了嗎？我們在心智和內心層面所行的偷竊，原比實際行爲多得多，在你的思想、情緒和能量之中，有一股欲望是希望自己得到屬於別人的事物；**當你本著競爭和比較的心態行事（這些是源自匱乏的心態），就是以一種微而不顯的形式在偷竊**。有一部分的你不希望另一個人被升遷、有豪華假期、家庭美滿……總之，就是你認爲自己值得擁有卻沒有的一切。

當你把自己的覺知帶回到豐盛，就會記起自己核心之中無所匱乏；感覺圓滿，即是意識到爲你的人生開闢的道途是獨一無二專屬於你，沒有人可以替代你，沒有人可以使你更偉大或更渺小。當你把自己或自己的道途與他人相比，你會開始變得渺小，也更沒有力量；但是當你從自己的個體性之中那股圓滿與完整的感覺出發時，嫉妒、羨慕和競爭的感覺就會減少，甚至完全消解。你知道宇宙會支持你，因你而存在的終究會來到你面前，你不需要抓取屬於別人的東西，你可以欣賞別人擁有的，以及他們帶來的益處，了解他們的才華和經驗，但不需要限制你自己。尋求與他人合作和學習的機會，進行技巧的交流，這會促進歸屬感，比較心態就此鬆解。

請試著把不偷竊融入生活中，**列個清單，列出你把自己和他人比較、感覺嫉妒，或是想要屬於他人的事物的時候**。當這些感覺浮現時加以留意：是在工作的時候嗎？是你上臉書的時候嗎？還是你和比較有成就的朋友共進晚餐的時候呢？只要在每天結束時總結評估一下，當你帶入覺知，你便邀請了原本就在你內在的豐盛能量來打破比較心態。

下一步，是把這份覺知轉變爲連結的機會，誠摯地認可和讚美他人身上你所欣賞的特質，還有他們的才華，以及他們在人生中創造的事物，展現你對他們的興趣，並且看看是否有任何可以合作或向他們學習的方式。知道自己擁有的早已足夠，尊敬並慶祝他人的豐盛，甚至能爲自己帶來更多。

這種實踐方式的結果會爲生命帶來更多財富與繁榮。拔檀闍梨說，這是實踐不偷竊的直接結果：意識的豐盛會帶來所有層面的豐盛。

④不縱欲（brahmacharya）：更高意識

不縱欲的梵文字面翻譯是「獨身清修」，但以現代生活背景來看，它的意思通常是**避免過度沉溺在感官享受之中**。這聽起來似乎不是一件有趣的事，但這項操守真正的作用在幫助我們爲了更大的目標節省精力，這是關於正確使用及引導自身能量與智力方向的事情。

我們可以把它想成自我約束或自我控制，但拔檀闍梨所指的是更深的層次，也就是在生活中維持廣闊眼光的能力。這項操守引導我們在生命最高眞相的覺知中行進，賦予我們能力，引領自己的能量遠離現下看似重要、但最終仍是稍縱即逝及須付出高昂代價的歡愉。拔檀闍梨將我們的身分認同中心由身體和物質轉向能量與意識，他要求我們眼光要超越自己目前的欲望。

所以，爲什麼要談到獨身清修呢？這不是某種道德批判，不是指性是壞事，拔檀闍梨的意思是單純爲了立即的感官愉悅而追求性，會變成通往偉大的阻礙——只要看看 #MeToo（反性侵）運動，還有我撰寫這本書時正在發生的所有性醜聞。

同樣的道理可以用在其他任何形式的感官愉悅上，無論是食物、酒精、購物、電視或藥物。根據吠陀對心智的理解，感官會引導並吸引我們的注意力、生命力和意識，它們是拖著心智跑的脫韁野馬。當它們主宰一切，就會讓你變得渺小，你再也無法控制自己，你現下想要的，就變得比其他一切更重要——這是一種渴求的狀態，此時，你幾乎沒有以意識在行事，你失去了對廣大、你的人生範疇、價值與能力的感知。

有限的注意力會限制我們的洞察力、直覺及克服障礙的智慧，它會讓心智越來越固化，對於是與非也會僵化。我們沒有聽從自己的心在行事，而是帶有更多左腦的結論與批判。

我們已經被制約成只看到自己想要的事物，無論是成功、吸引人的伴侶或一支冰淇淋。我們在後面苦苦追尋，但這樣的行爲只會限制我們，讓我們變得看不見全局，失去了創新、適應和爲問題找到新解答的能力。成功最重要的關鍵是從最寬廣的角度看待事物的能力，從商業領域舉例：視野最寬廣的創業家對執行自己的點子能夠準備得最充分。

實踐不縱欲並不是壓抑，而是記起你更崇高的大我；這是果，不是因。從更寬廣的觀點來看待更大的目標，你就會連結到更高頻率的能量，你在邀請更高的力量進入你的生命。這表示要問問你自己：「我需要停止做什麼，才能創造我眞正渴望的？這份歡愉會引導我達成我的目標、帶來更大的樂趣，或者只是在消耗我的能量？」當你實踐一段短短的時間後就會發現，不縱欲會帶來力量、活力和勇氣。

⑤不貪婪（aparigraha）：不占有與放下

我們在生活中已經被制約成總是想要更多、更多、更多，並且因爲害怕失去而緊緊抓住所擁有的，這正是需要以「不貪婪」來處理的心態。不貪婪的意思是**「不占有」「不囤積」**，有時也可翻譯成**不以感官「緊抓」**，這代表不執著於心智的層次。

我們緊緊抓住許多事物：信念與假設、怨恨、憤恨不滿、痛苦的記憶、批判、失敗、遺失、對事情該如何發展的固著想法；若要更深層實踐不貪婪，就是要停止執著，停止貪婪，在身體、情緒和心智層次，都放下不需要的，這會帶來一種自立與慷慨的感覺。知道自己已擁有所需的一切，甚至擁有更多；知道宇宙永遠都會滿足我們的需求，所以不必緊緊抓住什麼；我們已經擁有許多，可以與他人共享；我們可以自在地給予，因爲我們知道，給出去的總是會以某種形式再回到自己身上。我們可以自在地展現慷慨。

問問自己：在你的人生中，**有什麼感覺是你放不下的？為什麼要執著於它？它為誰所**

> 知道宇宙永遠都會滿足我們的需求，所以不必緊緊抓住什麼；我們可以自在地給予，因為我們知道，給出去的總是會以某種形式再回到自己身上。

用？當你問這些問題，而且能夠只去想「放下」這件事的可能性，你就開始把自己從抓住的這件事附帶的負面記憶和情緒之中釋放。每天早上都是一次新生，每天晚上又是另一次死亡，你每天都以完全處於當下這一刻、純淨、自在的心智開啓嶄新的一天。

爲了創造你想要的事物，你必須在心中思考、感覺、品嘗和體驗與之有關的感受，這樣的體驗只有在你實踐慷慨的時候才會發生。願意分享你的才華、你的天賦、你的洞察力，還有你的資源，你給出去的越多，就會得到及創造越多。放下，可以讓你清楚了解，你的過去會阻礙你處於現在，也會阻礙你對未來的遠見眼光。

✧自我修持：培養內在和諧

我們把焦點向內轉回自我修持，這種實踐法是用來把更多覺知帶到自身及內在生活上。你要從操守或自我修持開始實踐，都沒關係，二者一樣重要；**如同操守，自我修持會為整個身心系統帶來和諧與活力。**選擇你在閱讀時覺得最有共鳴的做法，將之在生活中體現更多，從極小的日常行動開始，以你覺得自然的方式讓覺知引導你的言行。

你可能有聽過用在許多十二步驟計畫中的一種概念，叫作「反其道而行」。如果你這一刻沒在生活中體現操守或自我修持，也不要煩惱。有時候，只要實行與你平常會做的事相反的做法就好。

「好像」你有超能力一樣去過生活，這真的會讓你的身心系統發展出新的神經路徑及新的習慣模式。寫個日誌，列出小而簡單的行爲，然後去實行，任何創造新模式的事情都可以。記住，這是一個良性循環，良善會回到你身上。

① 潔淨（saucha）：清潔、純淨與純真

刷牙、沐浴及打掃家裡是你（理想上）每天會做的事。外在與內在的潔淨，分別是比較字面及比較精微的「純淨」實踐法。根據拔檀闍梨的說法，維持純淨對自我的和諧非常重要。

我教導潔淨的方式包含內在與能量層次的純淨——**氣場與情緒的層次**。如果你想清潔和淨化你身心系統的每個層次，就必須做得更多，而不是只有刷牙洗臉而已。你必須維持某些日常慣例，從你的心智與能量場清掉不想要的雜訊和殘留。

清潔身體也可以讓能量與心智層次恢復元氣。你可能不知道，但你早上或晚上淋浴的時候，也在清理自己的心智。水可以讓我們的每個層次都恢復元氣，會沖掉一天或一週內堆積在心上的灰塵；洗完澡之後會覺得很清爽，因爲你用沖下來的水洗掉了某些東西。

我們從「能量衛生」開始談。淋浴有幫助，但需要做更多才能好好維護自己的能量；你必須每天花一點力氣來維持在高振動的狀態。你知道一切都是能量，所以你隨時都在發生某

種程度的能量交流——這聽起來應該也不意外。你不單純只是一個物理實體，而是一個開放的存在，與你身邊的一切及每個人不斷在交流情緒、感受和能量。這個世界充滿電磁能量脈衝，你正與它們互動，並且常常把它們吸收到自己的身心系統中。純淨的意思是對你正在吸收哪一種能量保持意識，這是你自然而然已經在做的事，例如在捷運上你要選擇坐在什麼樣的人旁邊，有一個人看起來很平靜放鬆，另一個人在手機上很忙亂地打字，你應該比較可能被第一個人吸引。

試著對你讓自己身處的能量場域帶有多一點覺知，盡量想辦法讓自己周遭的人、環境及情境是平靜或能提升能量的。注意哪些人或環境讓你覺得躁動或消耗能量，然後盡可能避開。

再說一次，**淋浴**可以幫助你洗掉任何你已經吸收但不想要的能量（冷水澡可以刺激氣的流動，印度的阿育吠陀健康傳統特別推薦）；如果你出門在外，可以用一些冷水拍在後頸，也有類似的再生作用。

呼吸是保持整個身心系統能量流動不滯的另一種方法。有時，當你知道自己正在與不舒服的情境互動，就有意識地呼吸。試試這個技巧：吸氣時，暫停呼吸一下子，多久都可以；吐氣時，再一次暫停呼吸，然後隨意釋放。這可以幫助能量不要卡在身上，因爲當你屏住呼吸，心智會暫停一下子，這是你無意識就已經會做的事——感覺到壓力時，我們自然會屏住呼吸，讓自己被呼吸占據，避免其他任何事物侵入。

潔淨的另一個核心元素是心理衛生。如我們先前討論的，每天花一些時間清掉心上的塵埃是很重要的事，即使只是五分鐘，這是健康內在生活的基本需求。當你在做每日的靈修功課，抽空休息一下，進行呼吸法和靜心練習時，就是在做重要的心理打掃工作。這些做法可以掃除一天下來堆積的雜訊，可以清掉占滿心智的雜訊，然後回到自然的專注。

最後，在更深的層次，我們所知的潔淨是一種心智的純淨與純眞。這是一種初學者的心態，樂意從全新的眼光看待事物。當你發現自己的心固著、受困於自我批判時，只要問問自己：「如果一個外星人看見相同的情境，它會說出或看見什麼？」答案請保持正面和無限開放。你現在的目標是回到純眞的觀點來看待自己，找到情境中的幽默之處。你正在培養自己的意願，把每一刻或每一段互動看作不受過去牽累的全新時刻。記住，我們總是自己最嚴厲的批判者，我們對自己最嚴苛，心智純眞不代表無知或愚蠢，而是代表我們以全新的觀點來揭露宇宙的能量及內在蘊含的智慧，這把我們帶到活在此時此地的境界，運用現在的自由與無限的可能性創造新的結果。這個做法和意願會讓我們回到心智的純淨，而帶來更多自我主宰和更愉悅的生活態度。古儒吉說得最好：「相信當下的純眞。」

> 當你發現自己的心固著、受困於自我批判時，只要問問自己：「如果一個外星人看見相同的情境，它會說出或看見什麼？」

② 知足（santosha）：滿足

俗話說：「快樂就是珍惜你已經擁有的。」這就是知足的完美說明。

知足的意思是感到快樂，不一定要有理由或原因。這不是想像中某一天你得到想要的一切而感受到的那種幸福，而是對你目前擁有的一切感到滿足。當你看看生活中的一切，會發現有好多事物值得感激；如果擁有更多當然很好，不過你也已經擁有許多。拔檀闍梨說，如果你可以找到對現在擁有的一切感到快樂的方法，就是在培養心智的清晰與彈性，而能將更多自己想要的事物帶到生命中。

知足來自覺知到幸福就是我們的本質——說得更清楚一點，當我們說到幸福，在談的有兩種不同的情形，有外在的幸福，也有內在的幸福狀態。外在的幸福稍縱即逝，它和我們認爲會讓自己感到圓滿的某個人、某份成就或某項所有物連結在一起。我們因爲找到一份新工作而感到快樂，但在還沒享受工作本身之前，我們必須先擔心如何有好的工作表現及保住工作；我們不再能享受這份成就，因爲心智已經向前邁進。這就是心智做的事：它會從某個人、某樣物品或事件轉移到另一個，這不是知足。我不是在談來自外在的幸福，而且我不認爲你需要我的幫助來尋求這種幸福。

第二種幸福——內在的幸福——就是吠陀經典所謂長存的幸福，這才是我們所尋求的。在這種幸福狀態中，**你就是幸福的來源，不需要任何外在事物。**當你實踐知足，就是在汲取這股喜悅和正能量的泉源，完全由你自身產生的泉源。

實踐知足是一種簡單又立即的提升。下一次你發現自己的心把注意力放在生活中缺乏的事物，就看看現在有哪些值得你感激的事物；若一件事的狀況沒有如你所願發展，就看看你眞正從中得到什麼。事情從來不是全有或全無，我們總是能從失敗中有所成長。失落中必定有愛，恐懼中必定有勇氣，眞正的問題是：你能夠看見嗎？

在你目前所處的任何情境或互動中找到價值，你會發現，這就是通往機會或解套方法的一扇門，可以把更大的正能量帶到你的生命中。也許你失去一份工作，儘管這樣的轉變很痛苦，最終仍會帶給你動力，推動你去實現夢想，開展自己的事業。你不是戴上玫瑰色眼鏡，告訴自己「一切都超棒的」，然後忽略自己眞正的感受。在任何一刻，無論發生任何事，都有某些正面價值在其中——你只是本著這樣的覺知行事。你會發現，感恩與感激現下眼前的事物，會把你帶到滿足的自然狀態。

對現下存在的事物感到快樂——可以簡單到因爲活著、正在呼吸而感到快樂——會帶來直接的影響，帶來更進一步的幸福與成功。據說實踐知足就能帶來極致的幸福，由此自我修持而來的直接收穫就是能夠減少焦躁不安，並帶來純淨、堅定的喜悅，使你由內在開朗起來。

③忍耐（tapas）：自我鍛鍊與彈性

忍耐在瑜珈中被視爲自我鍛鍊。就我的了解，拔檀闍梨真正要說的不只是自我控制，還有爲了獲得某些更偉大事物而失去某些事物的意願。這是一種彈性，是接受無可避免的損失與面對旅途中種種艱辛的能力，讓你得以察覺自己更大的潛力。

在忍耐的實踐中，你要練習自願放下，這是一種有意識的自我犧牲。在不貪婪（不緊抓）的實踐中，我們談的是放下與他人有關的事物；現在，在忍耐的實踐中，我們談的是**放下或犧牲與自己相關的事物**。爲了變得更健康、更強壯這個更遠大的目標，也許你得放下睡眠，在早上六點去健身；爲了十年來夢想已久的職涯大轉變，你犧牲了一到兩年的收入；在你的生命中，內心的平安變成優先事項，所以你放下自己內心的排斥，開始每天坐在軟墊上靜心。

當你實踐忍耐，就已超越心智的抱怨。自願並刻意擁抱挑戰，即是忍耐，這能成就毅力和彈性。當我們以正面的心智狀態帶著覺知接受挑戰，自然就會產生一股生命力，還有當下能夠善用的能力和技巧。這股生命力也稱爲彈性。沒有什麼能夠使你動搖，你帶著滿滿的熱情向目標邁進，爲了達成更大的目標，你會去做需要做的任何事。

忍耐是一件非凡的事：有意識地選擇說出「我要放棄這個」或「我要接受這項挑戰」。我們已經談過，當你執著於小處，就會看不見自己的廣大，心智會變得狹隘，你會失去自己的彈性與靈活度。想要保持心智寬廣與培養更高的彈性，就要每天問自己：「我今天可以放棄哪一件小事？」或「我今天自願接受哪一項挑戰？」也許是放棄第二杯咖啡，或是甜點，或是臉書，或是抱怨。或者，你的挑戰是詢問朋友關於過去他或她對你造成的傷害，或是在職場上主動領導一個大專案。這件事情多大或多小並不重要，只要每天選擇一件事並堅持下去就好。

有個非常實用的方法可以讓你看到忍耐帶來的彈性，就是回頭看看自己過往的人生，然後能夠說：「我面對了這麼多挑戰，但也都這樣撐過來了。」即使你當時覺得沒辦法熬過去，卻還是做到了。保持這份覺知可以幫助你好好面對下一個挑戰，然後下一個，再下一個。

④自我探討（svadhyaya）：自我檢驗與自我負責

第四項自我修持的功課是自我反思：自我探討，通常會翻譯成「自我研究」或「自我檢驗」。這項實踐是關於**停下來觀察自己的行為**，然後問問自己如何造成現在的狀況，或者會做什麼事來改善這個狀況。

自我探討的核心，是關於**負起責任，對自己的思想、言詞、行為和感受負責**。

自我探討告訴我們的是：當某件事行不通，不要把焦點放在自身之外或把矛頭指向其他人或狀況。觀察自己的思想與情緒，還有你的內在狀態，問問自己還可以做哪些不一樣的事：「我的內在究竟必須做什麼樣的改變，才能得到我追求的成果？」這自然會加強忍耐力，也就是彈性。問問自己：「在這裡我要背負的責任是什麼？」在衝突之中，你會承認這當中涉及雙方的互動，並且爲你自己在其中的角色負責。當我和家人或同事起紛爭，立即的反應就是告訴我自己，另一個人做錯了哪些事，但自我探討引導我更深入一點去探究及省思自己的角色。我們往往會抗拒對新的狀況負責任，這種時候，我有個法則：我會要自己列出三件事，包括我先前應該可以做得更好，或者我現在可以去做，而讓事情能夠有所不同的事。運用這個技巧，就是實行自我探討的一種方式。

對生活中順利進行的事情負責任很容易，但是當事情進行得不那麼如你意，要負起責任就難得多，卻也重要多了，這就是你眞正需要自我探討的時候。這並不容易，但說出「我創造了這個狀況，我要爲它負責」卻是意想不到地讓人充滿力量。你會馬上停止指責，你不再是個受害者，不再被困住，而會開始抬起頭向前邁進。你的心錨定在當下，你的焦點放在「**我現在能做什麼**」，你會起身**行動**。

當你爲自己負起責任，你的能力就會綻放，你變得更強壯、更穩定。拔檀你以接納的態度看待生命，而生命會立刻以機會與引導來回應你。拔檀闍梨說，自我探討的結果是把更多神性帶到你的生命之中，而我比較喜歡想成自我探討會帶來更多宇宙的關愛和支持，一切都會流向你，你不

> 對生活中順利進行的事情負責任很容易，但是當事情進行得不那麼如你意，要負起責任就難得多，卻也重要多了。

需要花那麼多力氣，生命會與你一同邁進，透過你而邁進。

⑤臣服於大我（ishvara pranidhana）：愛你的大我與信任更高的力量

最後一項自我修持是臣服，是要我們「臣服於神的力量」，無論你相不相信神的力量都沒有關係。拔檀闍梨以更廣義的方式談這件事：你要能夠放下，並相信生命永遠都會看顧你，也就是你能夠信任生命已經有注定好的計畫。這是對自己更加信任的一種方式，**即使是在最糟的情況下，如果你仍然相信有更大的計畫在指引你，那你就會保持積極主動，不會放棄。**看看身邊的一切：從動物界到植物界，再到恆星與行星，生命中的這一切遵循某種秩序與結構和諧地運作著，你怎麼可能不是這完美設計的一部分呢？

吠陀智慧告訴我們，即使我們感覺不到，總有一份更大的計畫爲我們而準備。當我們迷失在黑暗中，只能看見自己眼前幾呎的距離，拔檀闍梨要我們與自己的內在連結，內在知道我們永遠會被引導到正確的方向。做到臣服，就是選擇信任生命的引導和支持，也就是我們能對自己說：「我心裡知道，自己永遠都會往更大的良善邁進。」即使已經靈修多年，過去五年內，我已經數不清對自己說過這句話多少次，不過我們先撇開這件事不談。

這樣的覺知可以增進你的能量、精力，以及對人生的看法，沒有什麼比這個更有力量。如果你能夠帶著這種信任過生活，就沒有什麼可以打倒你了！你會感受到全然的自由，會接納並擁抱自己所有的體驗，知道它們都是爲了你好而存在。

生活不如意的時候、我們排斥又覺得痛苦的時候，即是最需要完全信賴的時候；想當然耳，這也是我們最難以信賴生命的時刻。要看透眼下的艱困眞的很難，我們對自己的生活有一份計畫，卻行不通——那我們要如何相信有一份現在不可能感覺到或知道的更大計畫呢？生活中有事情行不通的時候，就是實行臣服的珍貴機會，可以停下來問問自己，由整個生命歷程的角度重新檢視眼前的失敗或失落。

這樣想一想：坐在飛機上，而飛機在地面上滑行的時候，你很難看到什麼，必須等到飛機升到巡航高度，你才能有更廣闊的視野，看見自己周遭的一切。當你升到三萬五千呎的高空，就能從更寬廣的角度看到許許多多可能性，你會看到不是只有一條或兩條路通往羅馬，而是有許多條。總是有上千條不同的道路通往人生中的相同境地，**臣服是放下你的自以為是，還有你對「事情就應該是怎麼樣」的固著觀念。**也許你想要的人際關係行不通；也許你的事業或婚姻失敗，你沒有得到那份工作，你失去心愛的人；你意外被診斷出癌症……當人生不如你預期那樣進展，你可以告訴自己：「我現在眞的覺得要完蛋了，但我相信，即使我感覺不到，總有一份更大的計畫爲我而準備。」

在艱困、失落、失敗、失望的時候，如果你可以相信生命的慈悲，就能感到平安。你會得到能量與精神力量去應對非預期的事，並爲自己開闢出一條新路，這就是臣服的狀態——

我們眞的穿越生命中艱難時刻的痛苦，而不是把它們隱藏起來或迴避。這好像很諷刺，**在臣服的狀態下，我們選擇不逃避，才能變得真正勇敢。**

我們正在做的，是信任生命中發揮作用的那份慈愛的力量。這項實踐方法的最深層，是關於愛與連結：對自己的愛、對家人朋友的愛，還有擴及所有存在的愛。這是不排除任何人的愛，**尤其不會排除我們自己**。愛是我們的本性，是生命的本質，由此你可以感覺到與更高的力量連結；或者，如果你不相信有更高的力量，你可以感覺到與生命整體連結。

記住，你的旅程是由外到內，同時也是由內到外。你擁有越多生命力，就越能夠運用你的超能力過生活；而你越展現出自己的超能力，就能運用越多生命力。

第四部

升級你的作業系統

第十章　掌握你的心態

如果我問你，你現在的心態是什麼，你會怎麼說？是正面還是負面？樂觀或悲觀？固著或開放？我用**心態**（mind-set）這個字，想說的是你思考、行動及感覺事情的心智狀態特質。我們常會以為自己在日常生活中以許多不同的心態行事，我們預設自己透過許多不同濾鏡來感知、思考、感受和相信事物；但是根據吠檀多的說法，**心智只有兩種基本模式：我們行事的時候，不是在排斥，就是在渴求；不是排斥的能量，就是吸引的能量；我們把事物推離，或者把事物拉近**。

透過敏捷的觀察與自我研究，聖哲一次次發現我們的感知只有兩種可能。當理智處理來自五種感官的所有資訊時，會將資訊歸類到這兩種觀點的其中一種，吠陀傳統稱之為**吸引**（raga）和**厭惡**（dwesha）。我們不是在追求某樣事物，就是在逃離它；我們想要它，或者不想要它；我們喜歡它，或者不喜歡它；事情應該如此，或者不該如此。我們對生命中體驗到的一切，會有吸引或排斥的反應，我們非常非常少會從中立的觀點感知事物，當我們處於中立狀態，就只是處於當下這一刻，不帶批判地觀察著。

處於中立狀態沒什麼問題，**排斥和渴求都是問題**。我知道這很難懂，除非能夠意識到這樣的拉鋸就是我們感覺受限的來源，否則這兩種心態就是讓生活變痛苦的兩件事！當我們排斥，我們過得痛苦；當我們渴求，我們也覺得痛苦。但是我們對此無感，反而把矛頭指向各種不同的人事物與情境，以爲它們是造成我們不幸的原因。今天把矛頭指向工作，明天把矛頭指向頭痛，再隔天把矛頭指向信用卡帳單或令人不愉快的談話。我們把矛頭指向外在世界的不同對象，然後說「問題出在這裡」，但這不過是心智編的劇情而已。

困在這種無盡的拉鋸之中，不只會消耗我們的能量，也會讓我們更深陷在過去與未來的循環之中，因爲排斥和渴求的心智永遠不會放鬆，所以我們的壓力反應就被鎖定在「開啓」的狀態。這些心態越成爲習慣，我們的心智與人生就會變得越僵化、限縮與封閉。

✧ 你選擇了自己的毒藥

我們會比較習慣其中一種心態，每個人都是如此。有些人因爲吸引的力量而更投入生活，有些人因爲排斥的力量而排斥生活，我們每個人都選擇了自己的毒藥。無論選擇哪一種，在某一刻，其中一種都會導向另一種，除非我們能夠處於高能量和覺知的狀態，否則我們一輩子都在趨避之間擺盪。

意識到心智偏離中心並非總是一件容易的事情，在此以我的生活爲例來說明。我剛開始接觸吠陀教學內容的時候，完全是出乎意料、大開眼界。我看見一個充滿可能性的新世界，突然間，我沒辦法相信多年來從小學到法學院所受的教育，沒有人教過我要向內觀照自己的心智。當我看見吠陀教學內容的價值，我只想要和其他人分享，讓他們也能和我一樣受益於此，我對於這些教學內容能夠爲人類帶來哪些好處有很清楚的願景，所以我用所有的熱情不顧一切地投入這份工作。

我跟你說，我眞的火力全開投入，和當初讀法學院還有在洛杉磯當檢察官的時候一樣，付出相同的野心和動力。把所有能量及內部資源都集中在傳播這些我深深相信的古老修習法上，短短幾年內，我們在三十五個不同國家教授了數十萬人。

但我沒有意識到，就某種程度而言，自己對這份工作投入的熱情反映出來的是渴求的心態。我的工時很長，不斷在世界各地旅行，而且在過程之中，開始失去對時間和空間的基本觀念。我活動滿檔而且沒有足夠的休息，每天工作十八到二十小時，將這些訊息傳遞給別人。當我持續進行日常的呼吸法與靜心時，我投入活動的時間與休息的時間並不平衡。的確，這是一份令人興奮又充實的工作，儘管如此，在照顧我自己的健康、留時間給自己還有我的人際關係方面，卻是相當不平衡。

在我研究和學習如何管理自己心智的過程中，我依舊覺得自己常常落入老舊、被制約的心態之中。身爲印度父母的孩子、一位移民者，還有一名律師，我被預設成要不惜一切爲了成就與成功努力奮鬥，但最終，我意識到必須暫停下來，並且重新回到核心，以免自己燃燒殆盡。我學到的事情是這與那些理由絲毫沒有關連，只不過是因爲我們仍然由對自己具有破壞性的心態行事而已。

我們往往難以察覺這些心態，因爲我們被生命中最在乎的事情牢牢綁住，它們已經交織到最深層的夢與渴望之中。你排斥小孩的健康診斷，因爲家庭對你來說是世界上最重要的事情，你只想要家人平平安安；你強烈渴望辭職然後環遊世界，因爲你把自由看得比什麼都重要；你對於透過創投帶來影響相當熱中，因爲你眞心相信這可以改變世界。

這沒什麼不對。《薄迦梵歌》說：「感官對其對應的對象，無可避免會喜愛或厭惡。」意思是，心智原本就是這個樣子，這是我們基本作業系統的一部分。但是《薄迦梵歌》也說，當這些心態控制了我們，就會阻礙我們自身的偉大。當我們對這些心態放任不管、無意識的時候，就會對生活造成問題；當我們被自己想要或不想要的事物所困，就失去了自己的偉大潛能。我們比自己所想要的事物、成就、目標更偉大，想

> 想要擁有、追求和達到成就沒什麼不對，但是當你過於投入，讓這些事變成你身分認同的核心，就會限制你行事與創造的可能性。

要擁有、追求和達到成就沒什麼不對，但是當你過於投入，讓這些事變成你身分認同的核心，就會限制你行事與創造的可能性。這些事會讓你更遠離核心之中的正面特質，也會降低你達成所想要事物的能力。

我們知道，我們的本質就是喜悅、愛、連結與活力；諷刺的是，這也是我們開始排斥和渴求的原因。我們想要回到自身的偉大，我們試著回到自己的本性，問題是，我們對於如何達成這點感到困惑。我們覺得為了得到喜悅，必須追求幸福並且遠離痛苦和失敗，這是一趟累人的旅程，只會讓我們更背離自己的潛能。

✧ 檢查你的作業系統

現在我要請你做的事情是深度自我反省。當你能夠看到這些心態如何驅動你的思想、你的行為還有你的人生，你就沒辦法再對它們視而不見。相信我，這是當頭棒喝。如果你可以辨識心智的基本傾向，你就會對於驅動你的思想、言語和行動的事物非常有意識。任何時候，當抗拒發生的時候，你就能夠辨識是什麼在驅動你。這樣的靈魂探索很有價值，因為當我們有所覺知，就會自動向上提升；我們的心態擴展，感知變得純淨，表達方式也變得清晰。這就是改變的開始。

如同檢查電腦一樣，我們正在檢視作業系統。這是一部個人電腦（PC）還是蘋果電腦（MAC）？它是DOS還是Linux？是什麼原因造成電腦當機？哪些程式消耗最多電力？一旦我們知道自己如何行事，我們的感知就開始自行轉化。能夠覺察心智的傾向，這件事情本身就能提升我們的能量。我們開始脫離自動導航模式（冰山沉潛的部分），並且開始由更具意識的部分行事，就會不再過度使用心智來解決心智的問題，也會變得更加覺知。覺知並不是思考，而是深度且帶有力量的知曉，可以重新引導心智的各個層次。

我們覺知到自己如何行事的那一刻開始，心智就會立刻擴展，原本變得負面、緊繃、匱乏的心智突然間敞開，而感知也會變得寬廣，一切回到中心點，回到中立之處，回到當下這一刻。覺知會引來更多能量，讓我們有動力進一步增進自己的能量。

接下來，我們要更深入探討這兩種基本心態，還有它們對於我們的能量與人生的影響。

第十一章 從戰鬥到流動

成爲作家對我來說是非常新鮮的體驗，好多年來，我一直很抗拒書寫任何東西，更不用提寫一本書，大家叫我寫東西，跟我講了幾十年，但我從來都不想做這件事。古儒吉老是說在我之內有一本書呼之欲出，但我就是一直告訴自己還有其他人：「不要，不要，不要，我不要寫書。」誰想要跟一臺電腦還有一杯咖啡坐困在山洞裡？我喜歡與人連結、分享、談話還有表達想法，並且進行能量的交流。寫作對我來說，一直是一件很孤立，又沒有人際互動的事。

但是最終，我決定遵從古儒吉的引導，臣服於寫書這個點子。所以，就像任何有抱負的作家一樣，我開始收集自己的想法、寫成計畫、找了一家出版商，我開始蒐集工作生涯中所有的教學經歷，把它們訴諸文字。

就在我著手寫書之後不久，我對於寫作的排斥又故態復萌。不要，不要，不要，我不要寫書，我討厭寫作！這就不是我的腦袋運作的方式啊！儘管我是一名律師，我盡可能少寫東西，我設法讓這個聲音安靜下來，好繼續寫書，但還是揮之不去。

在我沉潛的心智中，有某種程度的排斥，而且這份排斥開始以各種瘋狂的方式顯化。我的電腦壞了，還不只壞掉一次，而是兩次；我的眼睛嚴重感染，在整個寫作過程中反反覆覆發作，常常讓我幾乎沒辦法看螢幕；因爲消化的問題，我得吃很重的抗生素，讓我的思緒混沌、能量低落；我家漏水，不只一兩個地方，而是三個地方在漏水，讓我不得不住進旅館，最後是沒辦法待在家整整一年。這些只是比較明顯的部分而已！即使是我積極寫作的時候，在潛意識層次，我的心智還是在說「不要」，我的內在正在排斥生命已經贈與給我的機會，所以生命以讓我更難寫作的方式回應。仔細想想，其實這並不令人意外，這就是排斥，或說抗拒（resistance）帶來的結果：讓事情變得更困難。當你在上飛輪課時，想要肌肉作更多功，你會提升飛輪的阻力（resistance），讓你的腿必須踩得更用力，才能前進相同的距離。當你增加阻力，就是對肌肉施加壓力，讓它必須更費力氣。

吠檀多教導過而且讓我深深相信的一件事就是**生命中沒有意外**，外在世界裡發生在我們生命中的事，只是我們內在世界發生的事的表象。我內在的「不要」顯化在外在環境之中，造成更多的艱辛、困難和負能量。這個過程中的某一刻，當我躺在旅館的床上，筆記型電腦故障，眼睛又紅又腫，瞇著眼睛在看印出來的其中一章，我開始笑了，而且笑到停不下來。宇宙有時候眞的很幽默耶！我對生命說：「好吧！你贏了！我接受這瘋狂的一切，我接受這次寫作過程的所有挑戰，我投降！」當我接受這些困難，它們就開始瓦解，寫作開始行雲流水，前方的道路越來越清晰。當我的心智換了檔，原本的爬坡就變成平順的路程，路上還是有些顛簸，但我不再對抗它們，我只是接受了挑戰，並且爲了克服挑戰做當下需要做的事。

所以，排斥到底是什麼？到底爲什麼會把我們的人生弄得亂七八糟？簡單來說，排斥就是**有意識或無意識地不願意或拒絕接納任何事**，我們可以稱之爲「**不接受**」「**厭惡**」或「**迴避**」某件事，講的都是同一種狀況。我們不喜歡某樣東西，就會把它推開、假裝它不存在、感到惱怒、對它丟東西，或者把它掃到地毯底下當作沒看見。人生中大部分時候，我們預設的心態是排斥，我們不要，而且覺得我們不能接受人生原本的樣貌。以你現在對能量的了解，應該可以立刻看出來排斥是一種極度消耗能量的心態，它會對整個身心系統造成壓力，讓我們在過去—未來的循環裡陷得更深。如果想要提升自己的能量和生活，處理心智的排斥傾向是過程中相當重要的一部分。

✧成為好的能量導體

排斥是與重力一樣眞實的力，它會造成心智的壓力和緊縮，正如健身時增加阻力會造成肌肉收縮一樣。從簡單的物理學觀點來看，就可以明白排斥會對我們的能量造成什麼影響。

想想學校的物理課，你學到關於電力如何運作的知識。電力基本上是電子的運動，任何由電力帶來動力的物體都是運用電子流作爲能量來源。在物理學中，電荷流經物質的速率稱爲電流。阻力/排斥這個詞是用來描述物體排斥流動的傾向，舉例來說，當水流經一個狹窄的水管，阻力就會比相同水流在相同壓力下流經比較粗的水管更大，這很合理，對吧？你知道，生命中的一切都是能量，人類只是稱爲「生命力」的這種電氣能量比較複雜的一種導體罷了。這正是大腦和神經系統的功能：傳送和接收電氣脈衝，也就是作爲電力的導體。在物理學中，好的導電體的電阻比較低，不好的導電體電阻比較高，除非你有某種魔法可以抵抗物理學定律，否則你也是以相同方式運作。

你的心智，以及爲你心智帶來生命的實體大腦，在低排斥時是非常好的能量導體！而狹隘、匱乏的心智則會造成能量流的阻力，是一個不好的導體。阻力越大，能量就越沒辦法適當流動，就這麼簡單。但是**當你的心態開放——完全處在當下這一刻，接納事物本然，能量就能自由地流經你，你就能運用能量去顯化自己的目標和夢想**。

現在，請你放慢腳步，然後眞正向內觀照，並且聽聽我要說的話。排斥是一種心理現象，是像重力一樣的一種力，排斥會限制生命力的自由運動。你可以把生命力想成是你的心，記住，生命力不是某種機械性、無生命的電氣能量，而是你的內在本質，它以能量的方式展現，也以愛、慈悲、良善、連結、親密、關愛、服務等特質展現。生命力也讓你的所有認知功能運作，當你的心智開始排斥，你就開始以更僵化的方式運用心智能力，你築了一道牆把心和它的表現給封閉起來，這會讓事情變得更糟。排斥的程度決定了牆的大小，還有僵化與控制的程度，這會使你停止讓生命與愛進來。

成爲一個良好的能量導體，是這本書第一頁開始就在講的事情！想要運用在你內在和在你周圍的生命能量，心智必須保持全然開放。當你的心智限於排斥之中，你就眞的是在對抗生命的流動。

吠檀多也有談論到排斥，還有排斥對整個身心系統造成的影響。在排斥的狀態下，細微的能量通道會收縮（如果你不相信能量通道，想想你的神經、靜脈還有動脈），一切會變得緊縮又狹隘，你的心智變成緊繃、收縮又狹窄的管道，生命的能量就無法流過。發生這樣的情況時，我們變得筋疲力盡又耗竭、僵化、固化，當電池被榨乾，心智又會變得更狹隘，我們會覺得與他人和生命本身的連結越來越薄弱，我們眞的切斷了滋養的源頭能量。

想要打破這種有害的心態，首要步驟就是**覺知**。如果你眞的意識到自己的心智是如何困在過去與未來之中並且以排斥的狀態運作，就會突然清醒：「靠，我在對自己做什麼？」這是一記當頭棒喝，這之中蘊含的啓示會變成你衝破藩籬所需的工具。

> 如果你真的意識到自己的心智如何困在過去與未來之中並且以排斥的狀態運作，就會突然清醒：「靠，我在對自己做什麼？」

✧重新檢視「排斥」

你會看到活在排斥之中的人歷盡風霜。觀察一下你的朋友、家人還有同事，你覺得那些一直在抱怨及排斥生活的人看起來如何？如果你注意一下，就可以從這些人的臉上、眼中還有他們的舉手投足間看出來，排斥使他們身心俱疲，這些人在一整天結束時往往非常疲憊，而且需要睡上好幾個小時才能恢復。本著排斥行事多年的人都是頑強又封閉的人，他們不允許任何事物來打動自己。但我不只是在說某一種人，而是在說每個人在某些時候的狀態，所有人在人生中至少都會有某段時期是本著排斥在行事。

我教授的每一種課程裡都會面臨到這種狀況，總會有某一個人（有時候甚至是好幾個人）是本著極度排斥在行事，而且自己完全沒有覺察到。他們想知道爲什麼人生總是不如意、爲什麼每件事都那麼困難、爲什麼沒人支持他們、爲什麼他們找不到想要的伴侶或工作。我對於發生什麼事一清二楚，排斥會造成緊縮還有負面情緒，也就造成困難的感受，並且以眞正的困難顯化於外。這樣的人不接受眼前的事物，而在無意間把他們想要的機會推開。這是能夠預測的一連串事件。

爲了你的能量和人生，你必須從排斥轉化爲相反的心態：不排斥，或者接納。**當你抱持接納的可能性，心智就擴展了，能量會湧向你**，你不再鑽牛角尖，可以開始從更寬廣的觀點看待事物，並且能夠說「沒關係，一切都會順利的」的時候，你就會刺激並增加身心系統之中的生命力流動。

當你在處理某些困難，心智卻緊縮起來時，你的觀點就會變成一種排斥心態：「哇！這不應該是這樣啊！」「這個行不通啦！」「我不想再搞一次了！」「這個問題很嚴重！」你變得越狹隘，你的電池就會越快被負面思考方式和情緒給榨乾，你會失去保持清明還有中立處理事情的能力，你會失去感到喜悅和興奮的能力。但是當你說：「發生這種事情，喔，好，我可以處理。」能量就又再次開始流動，這就好像你屏住呼吸之後做一個大大的深呼吸，當心智處於接納的狀態，生命力就會提升。心智處於其他狀態之下都會消耗生命力，**不斷地操縱、算計和想方設法，都是一種排斥；但當我們接納的那一刻，就會重新回到核心，就能簡單地告訴自己：「情況就是這個樣子，這就是我處理這個狀況需要做的事。」**

就像我前面提到，寫這本書的時候我家裡淹水了。我先生打電話給我，告訴我發生什麼事的時候，我馬上說：「哇，表示我們可以設計一個新廚房了！」這是我當下立刻的反應。我接電話的時候，有一些朋友坐在我旁邊，他們都嚇到了，整整兩天，他們一直跟我說很遺憾聽到我家淹水，這樣眞的很糟糕而且很不方便。但是我還是很有精神跟活力，因爲我的看法、心態都是從接納出發，我朋友的心卻是限縮的。同樣的情境下，他們失去能量，而我卻得到能量。

✧排斥的會持續發生，接納的就會流動

這本書中我們要談論的是如何保存並增進與生俱來的生命能量，「排斥」絕對是非常重要的一個環節，因爲排斥是帶走我們生命能量的主要內在力量，它讓我們變得遲鈍、筋疲力盡、沒有生氣、痛苦、掙扎……眞的是一種慢性死亡。我們因爲本著排斥行事而付出代價，代價就是我們的人生。

吠陀傳統告訴我們，**處於排斥狀態，就是在阻止生命的可能性來到你面前**，你會變成一堵堅硬的石牆，而不是一張有孔洞能夠穿透的網。當你的心智本著排斥在運作，在生活中也就難以表現出心的特質，在排斥狀態下，理智以強烈的批判、固執和頑強在運作，心完全跟不上。你是用頭腦在活，而沒有用心在活。

有另一個物理學比喻，可以幫助你了解心智處於排斥狀態時會對能量造成什麼影響：想像有人從外面推你的門，這個人用了一百單位的力，想要把門推倒，你在門的另一頭，眞的不希望門被打開！你不想讓那個人進入你的空間，所以，爲了不讓那個人進來，你必須花一百單位的力，才能製造足夠的阻力讓門關著。

比起直接開門並邀請事情進來，把事情阻擋在你的心（你的內在房間）之外得花上很多力氣；與其用上一百單位的能量去抵抗那個人，你不如用三十、四十或者五十單位的能量，

和那個人說說話，不管是什麼狀況，去處理就是了。我們來看看一個眞實的例子，有時候在生活中，我們會對人或情境關上門——家人、朋友、前任伴侶，或者一份工作。如果你的身心系統之內對那個人或那個情境沒有情緒負荷，那就好像你打開門，對訪客說了謝謝、再見，然後事情就過去了；不過，如果你發現自己試著閃避那個人，如果你聽到或想到那個人的名字時心裡會被牽動，或者必須和那個人互動的時候就會覺得不開心，那就該知道你是在用自己的能量抵抗自己，這是你的心智處於排斥狀態的象徵。這表示你正耗費很多潛力、力氣及能量，來逃避這個人或情境。你還沒打開門處理那個狀況，你還沒讓事情過去。

在你內在也一樣。讓你的情緒在控制之中，遠比打開門、讓它們通過要耗費更多能量。你覺得試著避免生命中的挑戰會比較簡單、比較有效率，但實際上直接開門、迎接挑戰（與機會）並找到應對的方法，會節省更多時間和能量。你沒辦法控制來到門前的是什麼，但是你確實可以控制自己如何應對。如果你可以看到生命的本質就是變化，一切都是轉瞬即逝，你就可能意識到，用珍貴的生命能量把生命帶到你面前的事物推開實在沒有意義。

你用一百單位的力來堵住門，如果你用同樣的力，但只用百分之

> 你排斥的就會持續發生，你接納的就會流動。當你迎向生命而不是把它推開，生命就會開始如你的意，而不是與你對抗。

五十去做你想做的事情呢？如果你用這份力去賭在幸福、成功還有追求夢想上呢？你會完全改變生活的動力，你的觀點會轉化，你會做出不同選擇，你與周遭人連結的方式也會完全改變。與其帶著怨念、肩膀緊縮、內心糾結走進辦公室，不如讓你自己分心想想什麼時候才會找到新工作，你就會覺得輕鬆自在許多。這不表示你對現在正在做的事情漫不經心，或者忽略你對於現狀的真正感覺，你只是不再試著阻止自己體驗這個狀況的基本現實。你不會試著把它推開，與其尋找方法避免風險和失敗，不如尋找機會。你可以巧妙地避開困難並且在遭遇困難時把它們解決掉，也不要浪費能量在問題發生之前就不斷檢視可能發生的問題。就像我說過的，我們的心往哪裡去，我們的生活就會往哪個方向走，當你假設和預先考慮問題，嗯，那問題就會來找你。

只要想像，當你的身體緊縮、處於排斥狀態之下走進辦公室所花費的能量，和你接受所有事物本然樣貌（包括你對目前的工作不滿意的事實）、走進辦公室所花費的能量比對。你不必維持狹隘又封閉的狀態，而是可以變成完全開放的管道，讓一切體驗以它本然的樣貌流過，你會在生活中發現覺得享受的環節，也許你會負責一個有趣的新企畫，或者和新同事變成好朋友，你甚至可能開始吸引新的機會前來。當你終於接納了自己不喜歡的工作，收件匣裡卻跳出一個新的工作機會，這不是很有趣嗎？這就是事情運作的方式，然後，另一個機會會隨之而來——不鳴則已，一鳴驚人。

你排斥的就會持續發生，你接納的就會流動，當你迎向生命而不是把它推開，生命就會開始如你的意，而不是與你對抗。切記，這股生命能量想要支持你、提升你：當你向接納與信任踏出一步，它就會前進十步來支持你，讓你內外豐盛。

✧ 你是否本著排斥的心態行事？

如果你正在想：我不是這樣的狀況，那我想請你再看得更深入一些。我向你保證，你的生活中至少有一個領域是本著全然不接納、逃避與厭惡在行事，而且這消耗你很多很多能量，你只是沒有注意到而已。最棘手的一點就是：排斥往往在無意識層次運行。

我會用一個簡單的問題來幫助人們確認他們是本著排斥還是接納的心態在行事：「**你是為了讓自己開心過生活而努力，還是為了讓自己不要不開心而努力？**」你爲了擁有自己所愛的生活而努力，或者是爲了避免過著不愛的生活而奮鬥？從你的答案我就能知道你的心態還有你的生活過得如何。如果你爲了快樂還有所愛的生活而努力，那你就會內外豐盛；如果你爲了避免不快樂而奮鬥，那你就會過著缺乏熱情的生活。

但答案不總是一開始就那麼明顯。我已經問過上千人這個問題，不可避免的，通常在場會有百分之九十以上的人舉手說他們是爲了快樂而努力，然後我就會引導他們看得更深入：

你眞的這麼確定？想像你坐在這裡，從這段談話你會得到價值，但坐在你面前的人太高，以至於你看不見，你會怎麼做？你會只是坐著然後就能接收到那份價值嗎？或者你的心會陷入：這個人好高、他一直動來動去，這樣我沒辦法從這個工作坊得到我想得到的？嗯，很遺憾，我必須告訴你這就是排斥。你的行事目的是在確保自己不會感到不舒服。你有沒有發現，你的力氣、注意力、能量都不是花在得到最多經驗上，而是在讓自己的不舒服降到最低，你想要把他的頭砍掉。我們不會爲了快樂而冒險，如果我們會爲了快樂而冒險，就會坐下來、放輕鬆，然後在任何情境都找到快樂與價值——或者平靜地換到另一個座位。但我們不會這麼做，相反地，我們排斥航班誤點、輕微的不方便、更大的挫折與失敗，還有生命中無法避免的挑戰。

你眞的相信自己是爲了快樂、活力、成就、完全跟隨生命的流動而努力嗎？這可能是你說你想要的，但就現實面來看，你的心本著第二個選項在運作：你在這裡是爲了存活、盡你所能過下去，試著確保鳥事不會發生，這是非常不一樣的原則。第一個選項是接納，第二個選項則是排斥。當你爲了快樂而努力，自然會比較容易接納、接受，並對於新的點子與方向保持開放；當你努力避免痛苦和不快樂，就沒辦法接受生命原本的樣貌。

排斥是本著恐懼在行事、抉擇，以負面的心態關注的事情，就會創造出更多負面的事情，如果你的關注是無意識的，力量甚至更強。當你在保守一個祕密，無論是令人興奮或會帶來傷害的祕密，都會擾動在你內在的能量，在你內在的，會比顯露在外的更有力量。萬一有人發現怎麼辦？這件事在消耗你，讓你無法安眠，讓你的生命力耗損。你必須以內在資源壓抑這件事，所以隱藏起來的事情消耗更多能量。

想想過去和未來的旅程，心智開始排斥的那一刻，我們就開啓了這趟旅程——*應該要、應該會、應該可以*，你爲什麼要關上門然後不讓另一邊的任何東西進來呢？因爲你根據過去發生的某些事而對於未來有負面的預設，你感到恐懼，因爲你把這些舊的經驗帶到現在與未來。你過去受了傷、被拒絕、感到失望，所以你用盡所有能量去抵擋那扇門，才能確定不會再次發生同樣的事。*我和媽媽的關係行不通、我的事業行不通、我的上一段關係行不通，我想我就是那種什麼都做不好的人*……這些思考方式是額葉皮質作用太強烈：理智正在用它的力量抵抗自己！我們正在消耗殆盡整個身心系統的每個層次。理智過度思考，記憶庫轉向防衛模式，保護我們未來不要受到傷害，大腦邊緣系統開始把負面記憶傳給額葉皮質，讓排斥更加壯大。許多念頭會產生，心智的清晰被稀釋，信心被撼動，機會流失，這時候就又回到業力，我們與過去的羈絆：你每次都還是會引來試著避免的相同結果，你再次創造出一開始讓你如此懼怕的相同過往情境。

如你所見，排斥猶如芒刺在背。因爲知曉自己生來是什麼樣的人——我們擁有更大的潛力與偉大，比起我們與之共存的限制還要遠大，難怪我們如坐針氈！我們試著湊合，保存所擁有的，避免不舒服或惹上麻煩。我們不斷重複告訴自己「我不要做這件事」還有「我不要讓這件事發生」，但是，因爲我們不是以自己知道能夠達成的樣子而活，我們覺得不暢快——打從內心不暢快，就像癌症慢慢侵蝕全身一樣，或者像是漏電的電池在消耗整部機器的能量。

✧不接納的真正代價

我遇見及共事的**大部分人都困在排斥現在的生活裡，只能湊合著過生活**，不要讓一切分崩離析；他們再也不敢冒險，也不爲了目標勇往直前。「勇往直前」的意涵是放下排斥，這表示你不再有所保留，並且一頭栽進去——或者說是**全心全意栽進去**？身爲一個領袖、在愛情或事業中身爲一個夥伴，無論你擔任什麼樣的角色，**排斥都會讓你覺得疲憊、被困住和無能為力**，這就是讓你生活在邊緣，而不是在核心地帶活躍的原因，彷彿坐在競技場中看戲，而不是在場中戰鬥。你把排斥像盔甲一樣穿在身上，保護你免受你所害怕的負面未來傷害，你非但沒有使用能量來探索和創造更多，還用能量來抵擋、壓抑自己，你自己的生命力被內化及用來抵抗你自己。

閉上眼睛片刻，想想你無法接受的一個情境、一個人或一個地方，想想細節：那個人的臉、那一刻那個人看起來如何、你身處什麼樣的環境還有你的感覺如何。現在，把你的覺知帶回自己身上，你注意到什麼？也許你的心跳加速、體溫升高、呼吸變得短促又緊繃、負面思想和情緒湧現。注意「不接納」如何影響整個身心系統，它會傳送訊號，使每種功能都進入壓力反應：奮戰、逃跑，或僵住不動。無論那個情境是不是當下發生在你身上，心智都一樣會處在壓力反應。如果你坐在平靜的山林中，而我請你想想讓你感覺有壓力的事，你便不再處於平靜的山林之中了，而是會在高速公路擁擠的車陣中。在那些感到壓力的時刻，所有與成功和活力有關的參數都會下降，我們把這樣的狀態帶到下一刻，還有再下一刻，我們開始覺得自己再也不是眞的活著。

你可能需要過一些時候才會看到代價，代價不一定總是能在當下立刻顯現或被察覺，但它會隨著時間累積。你不只是屏住呼吸、變得緊繃，然後下一刻就能忘記它並且讓生活繼續向前邁進，如果你沒有解除體內的緊張，它就會變成你的心中另一個開著的檔案。如果我讓你想起令你痛苦的某個人或某件事，然後我換了話題，那些回憶還有感受並不會消失，而會變成瀏覽器上開著的分頁。

我們覺得「不接納」會比「接納」輕鬆，這只是因爲我們從未意識到代價是付出人生。我不是在告訴你是否要接納人生中的情境，只是告訴你可以選擇比較輕鬆的方式做事。

現在我們從另一個角度來看。如果你從接納這個人或情境的角度行事，你的人生會變成什麼樣子？不是那個情境，也不是其他人的人生，而是你的人生。假設你每天花兩個小時從甲地到乙地通勤上班，你因爲小孩或沒有足夠的錢而不能選擇搬家，每天兩次，你都在排斥的狀態下通勤；但如果你由接納的角度行事，每天就不會再埋怨交通狀況，你享受獨處的時間，或者你找到了你很喜歡聽的新播客節目，又或者，你因此被推了一把而好不容易與自己對話，仔細思考是不是應該要找一份新工作。有時候，接納表示面對現實，並且終於做出你一直以來編了好多故事和藉口來避免的改變。

我是一個實實在在的實用主義者，我不要你單純遵守某項古老的哲學準則，我要你做在你的人生中對你而言最輕鬆的事。哪一項比較簡單，接納或排斥？表面上，不接納是最輕鬆的事情，我們不要接納不夠完美的事物，我們要改變它！我們要除掉它、搞定它、讓它變得更好！或者，我們根本只是不想處理它。

我們會認爲接納代表被動、直接放棄，但這不是我所說的接納。接納不是放棄，不是順從，也不是軟弱，**接納的心會採取行動，排斥的心才是消極的**。當我們排斥時，心也許會變得活躍，但身體會變得被動——表示你的心正在分析、費力、搏鬥，但不是眞的在爲那個情境做任何事，也許是因爲你沒有能量做任何事。翻轉這個原則吧！保持覺知，讓心智放鬆和接納，讓身體動起來。心在接納的狀態下，生命力會提升，身體

我是一個實實在在的實用主義者，我不要你單純遵守某項古老的哲學準則，我要你做在你的人生中對你而言最輕鬆的事。哪一項比較簡單，接納或排斥？

會覺得輕鬆，而且我們會本著更高的覺知行事，而得到更容易成功的機會。

接納不表示坐以待斃，而是終止你這一生一直在打的這場對抗現實的內在戰爭。豎起白旗，向「敵人」投降，然後接納眼前的生活，現在，你已經準備好起身耀武揚威了！

✧主動接納的力量

我們對於「**接納**」這個詞有很多困惑，我們不是眞的明白它的意思，你不覺得它本身有點無趣嗎？當我提到它，你有沒有開始心不在焉呢？你會不會覺得這是一個放空的好時機？注意一下，這是因爲你對於接納的眞正意義還有其中蘊含的力量有常見的誤解。

接納是最古老的字眼之一，也是許多傳統（包括希臘）的古代大師所說最重要的話語。蘇格拉底談論接納，所有古代大師都認同：**排斥是軟弱的徵象，接納是一個人最偉大的長處之一；當你臣服並接納，就抓住了克服挑戰的機會**。

我們很容易覺得接納是容易被掌控的人做的事，懶人和沒動力的人才會接納，是那些到處坐下來談論和平與愛，但實際上沒做任何事來改變世界的靈修者在做的事，領袖才不接納，他們戰鬥，對吧？成功人士不接納生命的現實，他們讓現實改變與塑造成他們想要的樣子！這是我們一直以來學到的事。這樣的想法很準確，但僅限於外在，而非內心的「戰鬥」。我們沒有意識到，如果我們對外的「戰鬥」和創造是源自內在的接納，會比內在本著排斥的艱辛戰鬥還要來得無限強大。我們可以選擇利用我們的時間與精力來對抗現況，而打一場不可能的硬戰，或是聚集我們的各種資源來應對現況。接納源自完全處於當下這一刻，且帶有對自己誠實、開放和直接的特質，所以才會如此有力量。這讓我們變成一個全然開放的管道，生命力爆表，在接納的狀態下，你會變得超有力量。

接納並不是說讓人們做任何他們想做的事而不必負擔任何後果，也不是說面對不公不義或苦難的時候袖手旁觀什麼也不做，我們說的是讓心回到核心，讓你可以從「這就是目前的情況」這樣清晰的觀點出發與行動。當你到達這樣的境地，你就會有能量、清明且能運用你內在蘊含的智慧，幫助你對下一步做出正確的決定。**「我討厭這個、我不喜歡這個、不應該是這樣」的聲音帶有許多情緒能量，心智消耗掉許多能量，以至於你沒有足夠能量可以採取有意義的動作**。在接納的狀態下，這個聲音就會靜下來，你不再困在無盡的思考迴圈中，而是能夠單純採取當下這一刻必要的行動。

從這樣的境地開始創造改變，會更有力量。這讓我想起，我曾經與一個媽媽共事，她的孩子多年前在校園槍擊事件中喪生，現在，她的意志、生命力都聚焦在終止槍械暴力還有不讓任何家長和她受相同的苦這個目標上。她變得很積極，並爲了訂立新的法律、喚起大眾意識、組織支持團體和進行更廣泛的文化對話而奔走，她採取積極的行動進行改變。在她做到這些事之前，必須經歷自己的哀傷過程並接納自己失去了一個兒子，她不得不接受孩子已經不在了的事實。

現在，她把自己的中心放在令人難以負荷的巨大損失上，並因爲這份損失而有動力創造改變，否則，她的行爲只有情緒化的大吵大鬧和反應過度。我不是說這樣的狀況下不應該有情緒，我明白並且能同理她的傷痛，這是比任何可以想像的事還要更大的損失，但是爲了把這些情緒和能量用在有建設性的事情上，她必須接受自己的兒子死於暴力和不公義。在接受這件事之前，她沒有辦法變成有影響力的倡導者。在相同情境下，另一位失去孩子的家長可能在事件發生多年後仍在心裡質問能不能不要這樣，這樣的家長沒辦法有建設性地戰鬥——而只是在對抗現實。

當我告訴你要接納，不是要你不能戰鬥。拜託，請你爲了自己所相信的事而戰鬥！帶來接納、靜心、瑜珈還有慈愛這些概念的這個文化，也是來自戰事連綿的地方。《薄迦梵歌》是最重要且廣爲流傳的印度哲學著作，裡面提到有一位戰士阿朱那正處於抗拒之中——他抗拒與自己的親人開戰，史詩從阿朱那將與他摯愛的堂兄弟、叔父還有家人開戰的戰場開始。在上師引導他學會接納之後，他乘著戰車進入與家族的會戰之中，爲了接納而戰。這種接納不是關於和平、愛、彩虹和可愛的小狗狗，要變成有影響力的戰士並帶來改變，首先你必須接受戰鬥是唯一的選擇。

《薄迦梵歌》是和平鬥士甘地一生受用的指引還有力量來源，他將這部典籍稱爲「永恆的母親」，它不僅爲甘地帶來啓發，也是關於人生與服務的實用指南。根據甘地的說法，《薄迦梵歌》的中心教條是「行動而不依戀」：做該做的事，不要先顧慮行動的結果；無論這個行動是豎起白旗還是策馬奔騰到戰場之中，這只是「本著接納行動」的另一種說法。

在戰場上，一位計深慮遠的將領對於當下情況有全盤的洞見，而且在接納現實的狀況下做出思路清晰的決定，這樣的將領就會有影響力。他願意冒險，因爲他要爲了「幸福快樂」而戰——也就是爲了正面的結果而努力——而不是爲了避免「不幸」或困難而努力。

比較近代的歷史也有一個例子：在第二次世界大戰的敦克爾克戰場，有三十萬名同盟軍駐紮抵擋英吉利海峽的攻勢，但他們完全被包圍而沒有辦法逃出生天，戰艦還要好幾個月才能過來支援，而德軍就在很短的距離。英國政府中有許多人想對德國投降，好拯救這批軍隊，他們想要避免困難，而不是想讓事情變得更好。投降的衝動看起來像是接納，但實際上只是因爲恐懼而退縮，這不是我們在這裡所說的接納，眞正的接納是能夠清楚看見全局，邱吉爾就有這樣清晰的洞見——他看見並接受他的軍隊身處的恐怖情境，然後評估了投降帶來的可怕代價。他以完全的清晰和深刻的洞見隨機應變，他察覺到，如果派遣八百或九百艘私人船艦到敦克爾克載走那些士兵，就有機會把他們安全救出來，同時，他的眼光必須超越其他所有喊著「你得投降！不可以讓我們的三十萬同胞被殺！」的英國人。邱吉爾是本著清明接納行事，這就是我們現在要談的心智狀態。「在壓力之下最純淨、最清晰的心智狀態」，是接納的另一種說法。

邱吉爾在他的二戰回憶錄中寫道：「衆人的心願和良善的意圖無法克服殘酷的事實……事實無庸置疑。恐慌會使你怨恨事實，無知使你嘲弄事實，惡意使你扭曲事實，但事實就是事實。」換言之，他是在說：「不要排斥事實，就面對它吧。」從這「靈光一閃」的一刻，我們知道何時及如何拔劍一戰，這是以生命力的力量付諸行動，是本著流動的狀態行事。我們帶著生命的能量，讓它支持並引導我們的行動。

無論你面對什麼樣的事實，爲了幫助你在人生中從排斥轉爲接納，你可以嘗試以下這些簡單的練習來增進覺知。

練習：打破排斥的牆

①從排斥轉向接納最有力的方法是透過靈魂探索。第一步是覺察你的生活中有哪些部分本著排斥、拒絕、否認、迴避等類似心態在行事。開始寫日記吧！和自己展開誠實的對話，寫下你在抗拒什麼，還有什麼在消耗你的能量，給你自己一記當頭棒喝。當你對自己的排斥有所覺察，就能立即深深地把心打開，迎向更多的可能性與轉化。

②排斥是你的心智限縮在其感知之中，使你陷入固化的指標。停下來並寫下你認為某件事會發生的原因——比如說，主管沒有考慮讓你升遷：我老闆從來就不喜歡我。然後為你自己列出其他四個沒有被升遷的理由，想出其他四個可能的原因然後寫下來，它們不一定要是事實，而且你不必相信它們，你只是為了拯救你自己的心智還有不要再損失能量而想出這些可能。想想事情為什麼是這樣的其他原因，可以幫助你不再把心困在固化的狀態，讓你從正在排斥的事情變得開放，迎向自由。

③當你未來再次覺得在排斥某件事，就試試看類似的練習：拿一張紙，除了你預期和害怕的結果之外，再列出這個情境四個可能的結果。這個情境還有可能怎麼發展？想像其他的可能性，可以幫助你從預期最糟狀況的固著心態脫困，這樣你就可以改變自己的意圖，並且為下一步做出更清楚的選擇。

第十二章 終止渴求

如果你看過小孩使性子鬧脾氣，就知道渴求看起來是什麼樣子。一個小朋友因爲很想要某樣東西（可能是一個玩具或一支冰淇淋）而又踢又叫，不管是什麼，但就好像他們的心智和身體完全被想要的那樣東西占據一樣。鬧脾氣的小孩看起來就好像著了魔！他們會大吼大叫：「不要！我現在就要！馬上給我！」在得到想要的玩具或把注意力轉向另一個玩具之前，他們不會善罷干休。鬧脾氣最不好的收場就是父母因爲眞的受夠了而豎起白旗投降，或者，小朋友轉向想要其他東西。有時候，因爲孩子累了，所以會暫時停止鬧脾氣……但只是暫時，小睡片刻恢復所需精力之後，火力全開的熊孩子就又回來了。

當你讀到這裡，不要傻傻以爲你自己已經長大了，不會做出這種行爲，我們這些大人就跟小朋友一樣也受到「我要，我要」之苦。大人無

> 大人無時無刻都在使性子鬧脾氣！唯一的差別只是我們知道不要在大庭廣眾之下表現出來，或者甚至私底下也不表現出來，所以表面上看起來我們像對自己的欲望控制得比較好。

時無刻都在使性子鬧脾氣！唯一的差別只是我們知道不要在大庭廣衆之下表現出來，或者甚至私底下也不表現出來，所以表面上看起來我們像對自己的欲望控制得比較好。相反地，我們把自己的「瘋狂」藏在裡面，在我們的心中使性子。我們的心智很容易被欲望所占據，而不斷追求想要的事物，在這個狀態下，我們燃燒生命力的速度，比火焰燃燒浸了油的繩索還要快。我知道現在你的心正在告訴自己，鎖定焦點追求單一目標是決心的表現，這沒有什麼不對。我同意你的想法——只要你不會內心不安或因此睡不著覺就好。**如果你會內心不安或因此睡不著覺，這就不是決心，而是你內心的「瘋狂」**。

快速閉上眼睛並且想想你眞的眞的很想要的某樣東西——讓你感到幸福的某樣東西，或者只是讓你感覺還不錯的東西也可以，看狀況。可能是一棟房子、一份工作、理想的體重、達成某個目標或夢想、一位人生伴侶。如果你現在沒有強烈渴求的事物，就想想過去你曾經好想要、覺得要不到很痛苦的事物，那份欲望比你還更有力量。你的心怎麼了？你的心把起點放在想要的事物上，排除了其他所有事物，當你的心智處於渴求狀態，所有注意力和能量都會放在「**我要這個，我要這個，我要這個**」上面。我要什麼？這個！什麼時候要？馬上！情緒越來越強烈，思緒越來越奔騰，然後失去了有條理而清晰的判斷力。我們說欲望「使人盲目」，因爲除了我們渴望的事物之外，欲望讓我們無法看見或把焦點放在其他任何事情上，完全失去了觀察力，其他一切都不重要了！

這樣的心態對你的健康、人際關係、職業生涯、幸福有很重大的影響——簡言之，對人生各個面向都有重大的影響。如果你注意一下在渴求的狀態下身體會有什麼變化，一開始可能會注意到與排斥狀態相似的感覺：胸口悶縮、呼吸短促、肌肉緊繃，這是身體在不接納狀態下的反應。你沒辦法接受你不擁有想要的事物的事實，你的整個身體緊繃著抗議這件事，不過，還會有其他變化。如果你持續探索這份渴求的內在體驗，你會開始注意到熱度升高的強烈感覺，我們可以把它想成欲望的熱度。

渴求會使生理、情緒、心理和能量各方面累積熱度。當渴望尤其強烈的時候，我們將它稱爲狂熱，因爲整個身心系統的溫度眞的會升高，體內的液體，所有神經、動脈以及能量管道，都會開始沸騰，這就是我們所說的燃燒殆盡。想想，如果你把有彈性的東西加熱會怎麼樣（比如橡膠，或者在這個情況下的動脈和能量管道）？它們會變得鬆弛癱軟，能量開始外漏，你正在做的事會融化和燃燒你自己的生命力，你的生命能量正在外洩，很快就會失去追求自己想要的事物所需的毅力、耐力和彈性，你會變得癱軟無力！不用我說，你就知道這不會讓生命處在充滿活力的最佳狀態。

之前已經說過，排斥就像慢性癌症，一點一滴讓我們被困住、榨乾我們的能量；相反地，渴求則猶如野火一般快速燃燒整個身心系統，大量的能量同時耗費在燃燒起火，還有讓整個身心系統降溫、不要過熱上。許多有雄心壯志的人（包括我自己在內！）都是燃燒殆盡的高危險群。當我們有企圖心（說穿了不過就是想要達成目標的欲望），很容易就會變成渴求。企圖心的能量可以暫時給我們動力，但如果我們沒有用休息與釋放來平衡的話，最終就會燃燒殆盡而且還功虧一簣。快速燃燒的能量可以讓我們有短跑的動力，卻不適合用來跑馬拉松。

人生不是一場短跑，你的職業生涯、你的家庭、你最重要的目標都不只是短跑。達成任何有意義的事情，都是一場馬拉松，需要可以長時間持續下去、恆久穩定的能量，這需要耐力和彈性，這些都是生命力的表現。**持久與堅持的能力來自穩定的生命力**，而不是來自熱鍋的能量。

在心智層次上，**渴求會讓你的眼光狹隘**，它會讓你的注意力放在固著的目標還有固著的達成方法上。欲望使你盲目，讓你無法看見其他任何目標或做事的方法；渴求讓你被羈絆，不只羈絆你尋求的成果，也會羈絆達到成果的方法。你無比專注在你確信正確的道路上，因此沒有對其他事物保持開放，如果有什麼阻礙了你，整個身心系統就立刻切換到攻擊模式，你開始對挫折反應過度，因爲你不知道要怎麼改變方向。在渴求狀態的心智不想走不一樣的路，它會說：「我知道自己要什麼，也知道要做什麼才能得到它，現在請你滾開。」但是，條條大路通羅馬，**想要成功追求到你想要的事物，你必須保持開放**。

✧放下目標，才能讓它顯化

在量子層次——在我們創造和吸引到這個無限可能的場域（這個場域稱爲「生命」）之中的層次——渴求的能量會阻礙生命與豐盛的流動。如果你堅持緊抓不放自己想要的事物並且忽略其他的一切，生命就無法與你分享它的豐盛（這是它自然的運作方式）。你是否曾經注意到，當你拚了命想要讓某一件事發生，它就是不會發生？這是生命對我們開的小玩笑：當我們執著於某件事的發生，它往往會讓我們失望。但是**當我們說：「去他的，我根本不在乎了，發不發生都無所謂了，我只想要放鬆還有享受人生。」——然後那件事就會發生了。**

一個女生終於放下她找尋愛侶的需求，決定享受屬於自己的人生，結果一個月後突然在咖啡廳遇到一生摯愛；一對夫婦想要擁有自己的家庭，但是好幾年來都無法受孕，當他們放下這個目標然後決定享受兩人世界的時候——他們說「時機對的時候孩子就會來了」的時候——就發現驗孕的結果是陽性。

這就是所謂的吸引力法則眞正的運作方式。當你的理智專注在想要的事物上，冰山更深、更有力量的層次會把焦點放在你對那件事的匱乏，你的情緒、記憶、潛意識及信念都一直在重複：「我沒有這個，我沒辦法擁有這個，我從來都沒有這個。」然後，如我們所知，冰山沉潛的部分比尖端還要更有力量，潛意識之中發生的事，就是你正在創造的事。如果潛意識裡是匱乏的心態，就會顯化更多的匱乏，就這麼簡單；同時，宇宙會以放鬆的中立狀態來回應你所追求的事物。

我有一位摯友為自己創造了一個美好的人生，她做自己喜歡的事而且達成許多成就，她擁有的新客戶超出自己所能處理的範圍，而且她住在曼哈頓的華麗公寓裡。她的社交活躍而有許多好朋友，和家人的關係也很密切，但她的心只專注在一件她所沒有的事情上：伴侶關係。她上遍所有交友軟體，每個星期和兩、三位新對象約會，已經持續好幾年了。她想要找到眞愛，這份欲望如此強烈，和別人約會或見面的體驗都已經被她自己的狂熱給遮蔽。過程中，她阻擋了自己所想要的結果，她的心如此執著在結婚這個目標上，而沒有給自己機會眞正看見還有了解她遇見的人。每次第一次約會，她會馬上用自己的終極目標來打量眼前的男人，她還沒遇到眞愛對我來說一點也不意外！

現在，我不是說她不應該追求自己想要的，但顯然她的渴求在阻礙她達成目標。當她的心困在渴望之中，她的眞誠還有本性都不見了。如果她可以放下目標並且相信她想要的終究會在最好的時間點來到，她在遇見新的人的時候，就能夠更開放和放鬆。她會比較沒有防衛心，而且比較能夠享受樂趣，並且以自然的方式認識人。如果她能夠做出不一樣

> 有目標沒什麼不對，但是為了要讓目標顯化，你的心必須將目標放下到某種程度，並且回到當下這一刻。

的事來增加成功的機會，她的心就能夠清晰而靈敏地領悟到如何改變方法。

再一次強調，**渴求只會讓你的眼光狹隘**。你會失去整個大方向，你不再信任，而會開始想要控制一切；你不再流動，而會開始強求，生命流逝，能量浪費掉，而結果變得更糟。有目標沒什麼不對，但是爲了要讓目標顯化，你的心必須將目標放下到某種程度，並且回到當下這一刻；你必須從你想要的未來掙脫出來，從此時此刻所擁有的開始採取行動。你必須運用自己的精力、能量、理智還有你所有的技能與才華，帶著從容與彈性朝向目標邁進。

✧欲望在何時算是太超過？

欲望可以是人生中健康、正面的力量，但你要怎麼知道自己已經從健康的欲望變成破壞性的渴求呢？就是**目標變得比你自己更重要的時候**。

這就是我朋友發生的事：找到老公這件事比她自己的幸福快樂、自我價值、對人生的享受還有內心平安更重要，在她心中，這比享受她這麼努力創造的生活還要重要。你也可以從自己睡得很好或睡不著、在生活中和其他人的互動品質，還有你如何照顧自己及生活中其他重要層面的狀況，發現健康的企圖心已經轉變成渴求。你知道也感覺得到，但你選擇忽略這些信號，你的欲望達到紅色警戒狀態的首要信號，就是我們剛剛所說的狂熱特質。想想看發燒是什麼，發燒的定義是：「體溫異常過高，通常會伴隨顫抖、頭痛，病情嚴重時還會伴隨譫妄。」這樣你就懂了。渴求就是一種譫妄狀態，你開始失去對一切的掌控——你自己、你的健康、你的朋友、你的安適感——因為你被渴望給掌控了。你的心智被熱切的情緒給占據：惱怒、挫折、憤怒、躁動不安、敵意……在你得到想要的東西之前不會停歇。

✧「不夠」的聲音

渴求讓我們跑在享樂的跑步機上，對於自己所擁有的永遠沒辦法滿足，這是「不夠」的聲音。即使我們能夠追求到想要的事物，當我們最終達成自己的夢想，我們還是不快樂，這真是殘酷又諷刺，我們還是覺得不夠。

看看賈伯斯。他是如此有雄心壯志的一個人，他運用這份雄心壯志在近幾十年來創造出許多具有開創性的事物，但是雄心壯志也帶走了他最珍貴的東西。根據和他往來密切的人所說，賈伯斯是個不太快樂的人。認識他的人說，他從來不會停下來欣賞自己的成就，然後讚許自己一下，產品上市之後，隔天早上他還是六點就去上班，彷彿什麼事也沒發生，

> 有了「健康」的欲望，你還是能夠清楚看見全局，你可以嘗試不同的方法來達成你的目標，而不是困在其中任何一件事情上。如果行不通，你可以建立一個新目標、設定一個新的夢想，你會找到其他道路通往羅馬。

他所達成的事情對他而言永遠不夠：把蘋果打造成價值數十億美元的公司、麥金塔電腦、**iPhone** 對他來說都不夠。他的雄心壯志所帶的力量讓他過勞、讓他周遭的人過勞，最終，他的整個身心系統崩潰，然後生病了。

對你來說這就是成功嗎？請記住，我不是說任何人應該停止努力工作或改革創新，我是說，**當你創造與創新時，不必燒毀心智**。

當你能夠從更寬廣的角度來看待人生，欲望就是推進你向前的正面力量。你想要事業成功，不必讓這個念頭在心中膨脹到把你人生中所有其他需求、欲望和需要擠走。有了「健康」的欲望，你還是能夠清楚看見全局，你可以帶著清晰思考，可以嘗試不同的方法來達成你的目標，而不是困在其中任何一件事情上。如果行不通，你可以建立一個新目標、設定一個新的夢想，你會找到其他道路通往羅馬。

當欲望是健康的，無論你是否達成目標，都還是能夠保持神采飛揚。追求目標時，你有更多精力和餘裕，因爲你的幸福快樂和自我價值不取決於你的目標；你想要事業成功，但是就算事業不成功，日子還是得過下去。古儒吉常常說，如果你的自我價值，如果「**你是誰**」變得比目標還要小的話，你就知道自己困在狂熱之中了。如果你把新創事業的成功設成過於重要的目標，你的事業價值就超過了你自己的價值，目標就變得比你還要重要！你就失去了自己的力量和自我價值，你已經忘記自己比任何你所達成的事情還要重要。如果目標眞的比你還要重要，那你不可能有能力達成它，對吧？當你忙於追求目標時，依然對自身的力量、尊嚴還有潛力保持覺知，那就會有取之不竭的活力與吸引力能夠運用。

✧ 撲滅欲望大火

想要克服渴求的第一步，如我們已經談到的，就是單純地覺知：**我現在困在渴求之中嗎？****我的幸福快樂和自我價值取決於這個目標嗎？目標變得比我更重要了嗎？**當你可以看出自己正本著渴求在行事，馬上就會有事情轉化。當你可以對自己說「我現在真的好想要這樣東西，我在渴求」，清涼的微風就會吹拂進來，讓整個身心系統的熱度下降。壓力釋放了，呼吸平靜下來，思想開始流向平靜，心態變得寬廣，你的身心系統由沸騰轉爲小火，而最終小火平息下來轉成室溫。當你看見並辨識出來這是渴求，它就不再是渴求了。目標不再比你更重要。

於內如此，於外亦如此，內在的轉化發生之後，很快就會導致你的人生發生外在的轉化。當你放下「事物一定要以某種方式運行」的這份需求，這時候你不必費力氣或強求，事物好像就自己朝你而來。宇宙會支持全然開放、放鬆狀態的心，這是磁性的自然狀態，當你能夠說出「**沒關係，無論如何事情會行得通**」，事情幾乎馬上就會開始運行。你可能必須說不只一次，可能必須重複好多次，這全取決於你渴求的事物有多大，但是你將會發現，人們開始回應你，障礙開始清除。如果是在渴求的狀態下，你可以花一點時間說「**一切最終都會行得通，我只需要冷靜下來就好**」，你就能夠擴展自己的心態，你馬上就會感覺更從容、更有能量！那一刻，你開始汲取巨大的能量。

如我所說，這份能量不是機械性的，而是能夠滋養、支持你的生命力，這就是以最宏觀角度給予我們生命的東西：連結、喜悅、愛、活力、創造力等特質。這是爲我們所用、使我們揚升的陰性力量。當我們放鬆並信任生命正如母親看顧孩子一樣看顧著我們，那份力量就能爲我們所用，那份能量會湧入身心系統之中，所有動脈、能量管道、肌肉、器官和細胞都放鬆了，使生命能夠再次流通。只要單純秉持著「無論我是否得到自己想要的，一切總是會行得通」這樣的覺知，就能與這份能量連結。我知道達成這件事並不容易，要一直保持這樣的想法更是不簡單，但這是可能達成的，我們必須從某個時候開始實行。

✧ 能量就是關鍵

覺知是第一步，而要保持接納的正面心態，下一個祕密是**維持能量水準高漲**。此時我們回到吠檀多的核心基礎智慧：**增加你的能量**。

你已經知道，當你的能量高漲，你的心態和觀點自然就會擴展，正如沒睡午覺的孩子就很容易使性子，我們疲憊的時候就很容易困在渴求之中。當你開始因爲追求目標而失去自我，就先回到你的**呼吸**、你的**靜心**，在大自然中散個步，好好睡一覺。如果你已經一年沒有休假，好好地在週末度個假，目標會很快變成現實。想想在週末到美麗的山裡，在「生活的藝術」中心避靜，這多麼令人興奮。

當朋友因爲令她心碎的事完全絕望而來找我的時候，我教了她一些日常可以實行的呼吸法還有靜心法。實行幾天之後，當她的能量回復到健康的水準，她的觀點就改變了。她開始覺得更從容、更有信心、更放鬆，而且她的臉也眞的不一樣了，看起來截然不同，她緊咬的下顎放鬆了，也能夠更聚焦地追求自己的目標。

注意我們談論到的兩種心態（渴求與排斥）如何強化彼此（反之亦然）。當你渴求某樣東西，你也可以把它想成自己是在排斥眼下的現實；當你本著排斥行事，你就是在追求某樣比眼前所擁有的「更好」的東西。無論如何，結果都一樣：生命與能量流逝，即使我們能夠達成目標，也不會因此而更加幸福快樂。但是，帶著有較高的生命力和接納的心，我們就能從排斥與渴求的拉鋸中脫身。

練習：終止你的渴求

①第一個是**覺知的練習**。拿一枝筆和一本筆記本，花五分鐘寫下「渴求」在你人生中所扮演的角色。回想你過往的人生，問問自己，渴求是否曾經占據你的心？如果你的答案是肯定的，請檢視一下當時情境還有你的感受如何。注意渴求所耗費的代價還有帶來的後果，當你達成自己渴求的某件事之後，你覺得快樂嗎？這份快樂持續了多久呢？

②當我們一心一意追求目標，就很容易失去自己的從容、愉悅和自發性。當你發現自己困在渴求之中，請你**有意識地在一天或一週之中安排一些娛樂時間。不要有競爭或既定形式的娛樂**，任何你喜歡的事情都可以，不管是和小孩或小狗玩、上舞蹈課，或者看一部喜劇。不管是什麼事，給你自己一些時間享受生活中單純、無邪的歡愉，而不要被企圖心或既定行程給束縛。

③**為其他人做一些事，跳脫自己的腦袋**。在動物收容所當志工，或者在老人安養院花點時間和長輩聊天，不是要你捐錢，而是要你對更大的目標投入你的時間、你的心還有你的大我，而不是困在你的目標上。

④另一個跳脫自己腦袋還有打開視野的方法，是**單純做一些不需要動腦的家事**。停止去想惱人的事情，然後動手做些事吧！整理書桌、車庫或衣櫃；親手洗車；在花園種一些植物——任何可以讓你專注在單純體能活動的事情都可以。

第五部
大心智

第十三章　不分歧的心智

我們討論過的所有心智阻礙，都可以歸結到單一問題：我們拒絕接受生命的本然。我們無法接受沒有悲傷就沒有幸福、沒有痛苦就沒有歡愉、沒有失敗就沒有成功，以及沒有死亡就沒有生命。這種本質上的不接納，是我們生而爲人所面臨最困難的一項挑戰，這項挑戰使我們只能過著、成就比自己眞正是誰更爲渺小的人生，這項挑戰帶走我們的無限潛能，而把它擠壓限縮在有限可能性的小框框裡頭。

生命的本質即是二元性，如果我們看看周遭，會發現從內在把我們分化的對立也存在於這個世界的每個細節裡。如果你觀察生命的基本結構，從宏觀到微觀，都是由對立事物結合而成。在微觀層次，原子是由質子和電子所構成，它同時需要正電荷和負電荷才能存在；在宏觀層次，我們所看到的世界由許多對立事物組成：熱與冷、上與下、日與夜、光與暗、快樂與悲傷、陽性與陰性，甚至是排斥與渴求。生命中的一切都

我們討論過的所有心智阻礙，都可以歸結到單一問題：我們拒絕接受生命的本然。

有其對立的一方，有對立才能賦予其價值。想一想：沒有冷的話，會有熱嗎？如果答案可以是肯定的，你就不會知道熱是熱。你必須知道冷的體驗，才能夠辨識熱，在這兩個極端之中，當然，有整個相關的光譜，比如沸騰、溫熱、微溫，還有清涼，但最終還是可以分化成對立。

我們進一步觀察，就會發現這些對立事物其實是和諧共存。想像一下，如果《星際大戰》電影當中沒有達斯．維達，整個電影的平衡還有情節就變了調。感覺好像很奇怪，但是必需要有他的邪惡，才能顯現出天行者路克的良善和勇氣。雖然他們看起來是對立的，但是在電影的脈絡之中，他們彼此互補，唯獨兩個角色都存在於電影中，電影才能完整存在。同樣的情形也適用於《哈利波特》電影，佛地魔之於哈利波特是必要的，反之亦然，少了任何一方，電影就不完整，會變成一部完全不同而且少了許多刺激性的電影；少了彼此的互補，角色就喪失了自身的價值。

在生命中，有健康與疾病、戰爭與和平、愛與恨、黑暗與光明、歡愉與痛苦。我們永遠沒辦法讓事情只有單一面向而完全清除另一面，就是不可能！沒有衝突或干擾，你就永遠沒辦法辨識和平或和諧，當衝突消失，整個和平的概念也會消失！爲什麼？因爲**心智是透過對立性的濾鏡來感知**，少了**對比**的元素，心智就沒辦法辨識任何東西。如果你一生中不曾見過山，甚至沒看過山的照片，那你就不知道什麼是山，然後你就不會明白事實上你住在平地——你沒辦法辨識它，就好像一條魚沒辦法辨識水，因爲牠永遠不曾離開水。對魚而言，沒有「沒有水」這件事，但是當你第一次看見一座山，對比之下就讓你能夠辨識和體驗平原。

這就是宇宙建立的方式。一切只不過是能量向上或向下移動，從一端到另一端，這就是我們所稱的極性。這是生命的二元本質，生命無法且永遠不會只有單一面向，大自然沒辦法不平衡！它以完美平衡與和諧的狀態存在。

你已經知道，在吠陀傳統中，宇宙兩種不可見的基本力量是希瓦與夏克提。希瓦是純淨意識的陽性力量，而夏克提是陰性力量，是賦予意識生命力、讓意識有生命的能量。神話中，希瓦與夏克提的婚姻代表形成生命整體的兩種相對力量的結合，這是陰與陽、靜與動、有形與無形。吠檀多說宇宙存在於希瓦和夏克提的共舞之中，是生、死、重生的無盡循環。

✧接納生命的二元性

問問自己這個問題：你有多常發現自己在生活中排斥這個基本的現實呢？你有多常發現自己希望沒有衝突、不幸、貧窮、疾病或戰爭——而只有和平或幸福、健康或慈悲？或者，你希望可以制止生活中的某些麻煩情境或狀況？你有多常告訴自己，如果你可以解決這件負面的事，那一切就太棒了？

我們拒絕接納，甚至掙扎著不想理解的事情就是，**生命其實是由對立事物組成，所有麻**

煩的根本原因就是這個：不接納生命的二元性。當我們無法接納這個基本的現實，到某種程度的時候，就會陷入渴求與排斥。到這種程度的話，對生命力和潛力就是非常巨大的消耗。

大部分人花了畢生的力氣和能量追求方程式的其中一端，還有排斥另一端；你只想要體驗生命正向的那一面，而且絕對不要體驗負向的那一面，不是嗎？我們陷入對幸福快樂的無盡追求。可惜的是，除非我們能夠接受**不幸是這個遊戲規則的一部分**，否則這樣的追求是一場毫無勝算的遊戲，畢竟，這是在抵抗讓這場遊戲更有趣的對立。

「生命是由對立事物組成的」這個事實並不是個問題，問題是心智已經對二元性宣戰。心智在執行一項任務，目標是只留下它想要的、屏除它不要的。我們力求避免負面事物，然後只尋求正面的體驗。不知怎麼的，其實我們已經說服自己這是有可能做到的事！事實上：這是不可能而且永遠都不可能發生的事。

我不是要在這裡撻伐這樣的觀點，但是你必須明白，我們的存在原本就蘊含對立的力量。極性是有形世界的基礎，是我們透過感官所見、所觸、所聽、所感覺這一切的基石，這兩股相對的力量在一起，才能構成整體。如我們所知，生命缺乏這樣的二元性便無法存在。不完美是完美的一部分，而這個不可抹滅的眞理是我們行事、存在與內外豐盛的自

我想要飛，但很可惜，這個叫作重力的玩意兒把我困在地面上。但是如果我到處跟別人說：「我恨重力，為什麼要有重力？我要試著除掉它。」那就有點太瘋狂了。

由的前提。

我們生在這些相互對立的力量之中，爲了其中一股力量而奮鬥或抵抗其中一股力量，不是我們與生俱來的狀態，而是在成長過程中學習到的，這是習得、制約的反應。從年紀非常小的時候，我們就被教導要追求人生中視爲正面的事物，並且遠離負面的事物，這從兒童時期想吃冰淇淋但不想吃蔬菜的時候就開始了。當我們年紀漸長，就會變成想要成功和幸福快樂，不要失敗和困難。

地球是圓的，水是液體，然後重力讓我們停留在地面上，這些都是事實！我想要飛，但很可惜，這個叫作重力的玩意兒把我困在地面上，這可能是我不喜歡的事實，但是如果我到處跟別人說：「我恨重力，爲什麼要有重力？我眞希望世界上沒有重力，我要試著除掉它。」那就有點太瘋狂了，根本是在浪費能量跟腦力！

當我們試著逃離人生的困難與艱辛，就好像在找重力的碴。如果在任何地方，有任何人跟你說：「做這件事你就會永遠幸福快樂。」這時候最好的事情就是把你的耳朵塞起來然後離開。我不在乎這個人說自己是什麼樣的上師、人生導師或正向心理學家，他們都是在賣假藥而已。

你不會因爲追求正面的事、遠離負面的事就得到幸福快樂，這是自我逃避。另一個選項是選擇不要對抗重力，無限接納生命的整體。

再強調一次，現在說的接納不是被動，這是最處於核心、最有動力的接納，我們可以由此創造改變，同時能夠保持內心平靜。我們盡自己所能去改變世界，並且創造所有我們想要的事物，而不帶有自暴自棄或自我批判。我們像自己還是小孩的時候一樣活著，完全自由並且處於當下。

所以，我們要如何走出並超越對立的拉鋸呢？

·選項一：覺知與接納

深深意識到你對生命二元性的想法與掙扎其實毫無益處，這會讓你覺知生命現實的本質原本就是如此。

當我們接納了現實，就找回自由——但是接納並不容易，畢竟，排斥現實是我們已經實行了一輩子的習慣。就我自己而言，當我真正檢視過打一場毫無勝算的仗需要付出的代價，我才開始接納，這讓我思考、感受和行動的方式都立刻有所轉化，我的心和整個神經系統都放鬆了。再一次強調，不要開始覺得接納會讓你被動，正好相反：你可以把自己的能量和資源節省下來——你已經知道這麼做會有多大好處，你正把更多的清晰帶到情境之中，你回到你的核心，把情緒由負面轉化爲正面。你的觀點會變得更寬廣。

當你接納對立的事物，就會往生命的整體性邁進，你超越了對立的事物。當你感到悲傷而你接受這是生命的一部分，對於情緒本身的批判就停止了，這會讓情緒流過而不會在神經系統留下恆久的傷疤。**情緒本身不好也不壞，它們只是能量的移動**，關於情緒的批判會造成過去與未來的向下螺旋，**任何情緒只要能夠自由來去，那就是健康的**。當我們接受悲傷或其他任何情緒的循環，它就會更快完結，而不會對我們造成任何影響。突然間，你變成一個比較快樂的人，你能夠平安度過起伏，即使只是因爲淺層的理智而說「這份悲傷是生命的一部分」，就已經是個開端，在這一刻，你已經爲那份情緒的流動按下暫停鍵。

現在，你有機會運用我們在本書中曾經討論過的一項或更多項工具：改變你的呼吸、移動你的身體、運用一種靜心練習，或是列出代價與報酬。在一開始，這些「理性的」暫停可能讓你覺得效果很慢，沒關係，效果是遞增的，好消息是它們以驚人的速率在累積。每次你讓情緒暫停，都是在打破冰山底層制約反應的循環，你在重新設定自己的潛意識。

記住，這份動態能量與智慧的力量能夠滋養並支持我們的生命，拜託，使用它吧！它想要支持你的意圖和注意力。動起來、暫停，然後從負面性中跳脫出來，並且在正面性之中徜徉，你會變成自己世界的主宰者。

・選項二：更深入觀察是什麼帶來幸福與不幸

如果要從選項一開始太難了，那試試看這個：**單純開始觀察你的日常生活**，看看有什麼事這一刻會帶來幸福快樂，但下一刻可能樂極生悲（反之亦然）。

一球冰淇淋會帶來愉悅，下一球就沒那麼令人開心，而一加侖的冰淇淋會帶來痛苦；當你和男朋友或女朋友墜入愛河會讓你感到幸福，但當他或她令你心碎，就會帶來愁雲慘霧；當你買了渴望多時的BMW，你會充滿喜悅又興奮，但是當你兩天後倒車時被別人撞到，就會大爲光火……任何帶來歡愉的事物也能帶來痛苦，反之亦然。離婚或者被炒魷魚的當下會讓你覺得不好過，但終究是爲了你無法事先知道的更大幸福而鋪路。

重點是，**痛苦或歡愉並非事物的本質，而是你的心智推開或拉近那樣事物時的感知**。生命的循環不好也不壞，這就是生命的本然！如果我們眞正明白這件事，就不會排斥覺得不愉快或負面的事物，我們會停止讓自己筋疲力盡地追求正面的事物，我們會在面對起伏的時候維持中立，這正是成爲整體的意義。

當你明白且真正領悟到生命是由二元性組成，自然會開始以更寬廣的角度看待事物。你知道一切會隨時間而變化，所以會停止對抗生命自然的節律和更迭。整體（wholeness）代表我們接受在人生中會有起有伏，如果你擁抱低落的週期，並且昂首闊步直接面對它，它就會比你排斥的時候更快完結。當你試著避免負面的事物，它並不會離開；相反地，它會嵌入你身體的組織和細胞中，然後持續消耗你的能量。

這是吠陀對於對立事物的詮釋：就某種程度而言，幸福快樂的情緒不過是一個階段，它會過去，悲傷也是如此來去。當我們試著避免循環的其中一部分，並且停滯在另一個部分，我們就困住了，這就是爲什麼人們到了五、六十歲還是在說他們的人生不如意是因爲七歲時媽媽做了什麼事。

當你試著避免低落的週期而不穿越它，就只會讓它拖得更久，甚至會花費你更多時間、能量還有生命。

✧ 全新的心智

這把我們帶到吠檀多（和佛教）的教學核心：心的統一。這是**不二論**，意指「非二元」或「合一法則」。我們要說的是整合、結合的心，若你回想一下，這就是瑜珈的意思：「連結」「統一」「成爲一個不可分割的整體」。瑜珈的狀態是心智完全整合與結合，瑜珈修行的整體目標是幫助我們**從對立中超脫**。

在吠檀多中，非二元或合一是解鎖生命力最大的關鍵，即使我們一直在用不同的名稱，但你現在可能已經理解，其實這整本書要談論的事就是這個合一與整合的概念。合一的心智另一種說法就是**接納**，接納的另一種說法就是**活在當下**，而活在當下的另一種說法就是**流動**，一切都息息相關。再說一次，我們現在談的，是心智處於當下這一刻，這就是大心智。

在許多傳統中，僧侶和智者都說最深度的靜心狀態就是這種整合：**心智是活在當下的，是整合的，且與生命的流動是合一的。這是一種至福、愛的狀態**。想想你墜入愛河的時候你的心發生什麼事：它凝聚了，分化瓦解了。初嘗愛情的人會體驗到能量的爆發，他們感覺自己彷彿可以做到任何事，他們感覺無敵。這正是一位藝術家在強烈的創作流動狀態下與自己的作品「**合而為一**」時，或者當瑜珈行者達到「**聚焦的心智**」狀態時所發生的事：在當下此刻，身、心、靈與環境結爲一體。

「合一」的概念可能聽起來很深奧，但它也是一種心理學法則。當吠檀多提到觸及我們本質的整體，正向心理學談的是自我實現：克服內心的衝突與掙扎，達到我們生而爲人最深的潛力。亞伯拉罕・馬斯洛是第一位定義自我實現的心理學家，他說自我實現是：「不斷朝向個人內在統一、整合或合力運作的傾向。」這只是把聖哲的智慧用現代的話來說：**統一你的心智，才能解鎖你的潛能**。

馬斯洛和吠檀多都認同，**心智越分歧，我們就失去越多精力和潛力**。分歧的心會在負面的過去之中陷得更深，也會被排斥和渴求抓得更緊，這會使我們背離自己核心中的正面性與力量，開始活在被制約的心智這個有限的框架裡。這並非我們的本然，這只是我們戴上的面具。以這種

你是一個比所有部分的總和還要偉大許多的整體，你經由五感所體驗到外在世界的一切，有二元性和分隔，但是在內在，你的真實本質是一體的。

狹隘的心態過生活，就會使生命力低落、活力下降、身處流動之外，而且會感覺與生命分隔開來、失去連結，能量和潛力變得片段又散漫——不知怎麼的，會覺得「失去」了自己，因為我們把自己的重心從我們本然核心的合一轉移開了。

你是一個比所有部分的總和還要偉大許多的整體，你經由五感所體驗到的外在世界的一切，有二元性和分隔，但是在內在，你的眞實本質是一體的（oneness）。我們必須借助對生命二元性的強力覺知還有讓我們超越二元性的心態，才能回到那樣的本質。無論何時，只要我們找回那份覺知，冰山的所有層次、身心系統中的七種功能都會回到和諧運作的狀態。此時我們的能量、潛力就會以最佳狀態運作。

✧ 百分之百投入的力量

想要了解分歧的心智如何消耗你的能量，可以從能量與振動的觀點來看：如果你的心中抱持兩個互相衝突的念頭，你覺得會發生什麼事？宇宙會同時支持這兩個念頭，但都只有支持一半，它會支持你想要的正面結果，同時也會支持你預設和恐懼的負面結果，就是不好不壞的結果。在生命中，你必須百分之百投入，你必須全力以赴！別猶豫、別保留，只要做出選擇就貫徹到底；如果有必要，就視情況需要調整你的方向。你必須朝單一方向邁進，也只能朝單一方向邁進，如果你正在賽跑，你不會看向其他十二位選手，然後思考你是否應該學他們那樣跑步，你只會盡你所能跑到最快！當我們完全投入自己想要創造的事，就會創造出強而有力的結果，這就是聚焦的心智。你不會躊躇不前，你會投入正在做的事，並且把心思鎖定在目標上。

當心困在疑惑與不確定性之中，就會消耗掉能量與潛力。我應該做這件事嗎？我應該做那件事嗎？如果行不通怎麼辦？我可以做其他什麼事嗎？心會被這麼多選擇給癱瘓掉。我們覺得擁有越多選擇就是有越多退路，但對心智而言並非如此，太多的選擇會消耗我們的力量，想想當你走進雜貨店時，總是有這麼多種選擇，在十二種不同的牙膏中間做選擇，不只花時間也花很多腦力——絕對比這個選擇值得花的還要多！這就是心理學家說的「選擇的困惑」：一個人有越多選擇，就會經歷越多壓力，而會採取的行動就越少。

任何時候，當你因爲對某件事猶豫不決而困住，或者當你正做某件事但只投入百分之五十或八十，就會製造混亂並且產生含糊的結果。在《瑜珈金言》中，拔檀闍梨說，如果你想要清除障礙，那必須做到「**把你的覺知專注在一件事情上**」，讓你的心智聚焦，**只做一件事，不要對其他選項或可能發生的問題有所懷疑**。他所說的就是投入的力量，當你百分之百投入某件事，因爲對整體的接納，排斥和渴求就消失了。當你一心一意要讓夢想的事業上軌道，就會赴湯蹈火，你不會避開或拒絕挑戰，你不會看著競爭者然後希望自己擁有他們所擁有的，不會。你的眞實目標與願景是更大的整體，而你會擁抱所有的起伏，把它們視爲這個整體必要的部分。無論何時，當我們完全投入生命中的某件事，我們就會體驗到整體。

眞正承諾投入婚姻這趟旅程，代表你接受共同生活所面臨的起伏：無論好或壞，罹病或健康，富裕或貧窮，也許有性或無性——唉呀！我們不要扯太遠。但是講眞的，如果你只願意爲了過更好的生活、爲了健康、爲了更富裕而投入承諾，這不是眞正的承諾，你只有投入百分之五十，實際上保證你的婚姻會失敗。生命中其他的一切也是以相同方式運作，只有在我們使出渾身解數投入某件事情的時候，才會達成目標並發現我們眞正的能力。小朋友自然而然就會這樣：他們全心全意地笑、全心全意地尖叫和大哭，然後以精力充沛的心往下一刻邁進，這樣的生活方式好有力量。我們沒有意識到，在我們的整體之中比只有正向的一面蘊含更多力量。想要成爲整體，我們必須意識到黑暗不過是缺少了光。

✧不好也是好

正如我之前所說，我不相信自我提升這件事，這是一種矛盾的想法。如果你以更寬廣的角度來看待生命，你會明白這一切（包括你）都是以這種二元性創造出來的，沒有什麼需要改正，**在你之內，沒有什麼不應該存在的部分**。

我們很容易就忘記，生而為人，代表身為自然的一部分，這表示生命的本質——美麗、野性、創造力和毀滅性——也都照映在我們自己的本質上。我們由對立所構成，我們要記住而且不要抵抗這個最基本的現實——缺少不完美的人就不是「完美的」，開悟也包含無知，儘管那份無知微乎其微。

儘管如此，理智還是很喜歡對所有事物分類、貼標籤還有批判，所以我們會把自己的情緒、體驗及個人特質分類成對與錯、好與壞、正面和負面。我的這部分很好，那部分不好，然後你就開始執行任務，改正不好的部分，你忘記在你內在還有無窮的可能性，猶如一整片海洋，但你卻只執著在一、兩滴水，也就是一、兩件你不喜歡的事情上。當你能夠採取更寬廣的觀點並且接納你自己是一個整體，你想要歸納的傾向會自動平靜下來並且消散，它們就變成滄海一粟；當你執著在「負面」特質上的時候，就會發生相反的事，執著會讓「負面」特質在心上成為越來越深的刻痕，不僅是牆壁上的一道小裂痕，它會變成一道深深的峽谷。

如果你從整體的心態來看待自己呢？試一下，想想你不喜歡自己的某些特質。你覺得自己最大的缺點是什麼？你一直在對抗、試著改正或者克服自己的哪些部分？是你的自我懷疑嗎？缺乏動力？你的寂寞和孤獨？你的壞脾氣？你和伴侶關係不好？你的童年創傷？坐下來花幾分鐘的時間，想想兩到三項特質，帶著好奇心想想你自己的這些面向，並且列出每項特質在你人生中的價值。

這些「不好」的事對你有立即的負面影響，所以你會把焦點放在負面影響上。這可能需要花一些時間，但是如果你反思的時間夠長，最終會發現這些「不好」的事其實是以更大或更有力量的方式在幫助你，那「玩意兒」幫助你變得更強壯、更有毅力、更敏捷，或是更加慈悲。也許它讓你學會關於自己或關於人生的某件事，它造成錯誤與失敗，幫助你改變自己的處事方式。如果你能夠以更正面的價值觀看待自己的「不好」，你就會停止對抗你的「短處」；當你停止拒絕和對抗它們，就會更容易因它們而有所學習，並且創造出更正面的結果。如果你可以把自己「不好」的部分視爲既能爲你所用但也可能傷害你，那你就能夠本著接納和慈悲開始自我改變和自我改善，而不是本著批判、拒絕和排斥行事。

透過「整體」的眼光，就會看見許多我們認爲是弱點的事其實是自身最強的優點。也許你總覺得沒有歸屬感，一直覺得自己格格不入，你要怎麼運用這點呢？格格不入讓無法適應群衆的人帶有個人特色，也由於更加努力創造適合自己獨特性的生活與群體，而能鶴立雞群。如果與衆不同的創作天才只想試著跟別人一樣，那世界上就會少了許多偉大的藝術、文學和音樂傑作。當個局外人可以讓你痛苦，但也可以變成創作和自我抒發的動力，這些美好的創作心靈必須學會接受自己，並且在自己內在找到歸屬感。所以，我們可以把「沒有歸屬感」視爲你能運用的正面特點，幫助你開闢自己的天地，而不是試著配合融入其他人。最終，從合一與非二元出發，就只有歸屬，我們的核心本質都是相同的，我們是同一個家族的一分子：

人類家族。

以更寬廣的眼光，帶著眞正的慈悲來看待自己。佛教常常提到要實行「眞正的慈悲」，或是實踐愛心，對大部分開始進行這項修行的人而言，對他人的愛與慈悲非常容易。不過，佛陀說，應該由對自己的愛與仁慈爲出發點，這對大部分人而言難上許多：要愛你的優點很容易，但是要愛你的痛苦、掙扎還有不好的部分就不太容易了。在這裡再一次告訴你，解套方法就是以更寬廣的眼光來看待，記得你和樹、和雲、和鳥、和蜜蜂一樣是自然的一部分，當其他一切都是完美的，你不可能是天外飛來的一個錯誤；你是這整體存在的其中一部分，在這整體之中的一個重要部分。你必須信任，在大自然中，即使大樹遮蔽了小樹的光線而使它們難以生長，在整個生態體系之中依然能夠共存共榮。森林中的獅子殺死一隻動物、吃掉牠之後呼呼大睡，然後可以安穩度過六個月之久，這讓森林生生不息；如果要獅子去做不符合牠自然天性的事，就會打破這個脆弱的平衡。

不好的部分因爲某種程度的好而存在你內在，因爲有負向的部分，所以你正向的那一面最終也會提升，你所遭遇的困難會爲你的人生帶來更偉大的成就。如果你抱持這樣的態度，就會看見你內在的正面特質發揚光大，你會更平順地度過負面的事，並且更快學到教訓。因爲有這些

> 誰管你有一個無法解決的煩人缺點？沒事的！天不會塌下來。你可以對自己的這部分仁慈一點，然後試著與它和平共存嗎？

比較難以運用的特質，受到它們的支持與推動，你自然而然會進化成更偉大的整體。但如果你假裝這些特質不存在，或是一直告訴自己「這樣不好、這樣不好、這樣不好」，它們就沒辦法對你有所幫助。

常常有學生來找我，然後和我說：「我有一部分真的很糟糕，但就是不知道要怎麼改變。我花了十年在靜心還有各種療程，可是都沒有幫助。」我的答案永遠都是：「那又怎麼樣？」就算你有這個壞習慣或負面特質，那又怎樣！誰管你有一個無法解決的煩人缺點？沒事的！天不會塌下來，老天爺不會懲罰你，你可以對自己的這部分仁慈一點，然後試著與它和平共存嗎？與其試著改變，你可以與它共存嗎？沒關係的！我敢說這沒有你想像中那麼糟糕。看看整個宇宙，你就會明白，如果這件事對你來說是最大的問題，那其實你做得不錯啊。事實上，你很棒，就讓它繼續這樣，不要太擔心。了解這件事情是你的業力的一部分：它會帶來教訓或學習，即使你感覺不到，但永遠都有更大的計畫在運行。

心智擴展之後，才能被二元的生命力（希瓦與夏克提）所支持、滋養與提升。會困在「天啊！我必須改正自己這個部分」或「我永遠都沒辦法做好這個」或「我希望我可以像那樣」的迴圈裡頭，大部分都是限縮的心態。用全心去體會，有裂痕才能讓光照進來，不要再緊緊抓住你的困難不放了！擁抱美好、混亂的整體，那是你圓滿的大我。

第十四章 萬事萬物都互相連結

我們兜了一大圈，回到這整趟旅程最一開始的問題：**我是誰**？這個問題一步步引導我從文化認同走向我的存有最核心的部分。**在我的核心之中，我是誰？在我的本質之中，是什麼讓我成為「我」？如果有的話，我和我生活的這個世界中其他所有存在的共通點是什麼？**這些不是空泛的哲學思維問題，至今，我把它們當作修習方法，讓我能夠觸及自己的更大潛力，我用這種方式來探索更廣大的宇宙觀，以及它對我日常生活的影響。

如果我們想要了解自己是誰，就必須回到起點——我們被創造出來的時刻。科學與吠檀多都對於宇宙是如何被創造出來的，以及如何進化做了深入的研究，儘管他們使用的是不同語言，卻有極爲相似的假設。科學告訴我們，一百三十七億年前，猛烈的大爆炸是我們所知的宇宙開端，時間與空間開始存在；然後，當宇宙只存在三分鐘，爆炸冷卻下來，冷卻到足以讓生命最初的粒子和物質開始成形。

這些粒子稱爲**原子**，是所有物質和所有生命最基本的構成元素。在希臘文中，原子的意思是「不可分割的」，因為過去我們相信原子是物質存在的最小單位。當然，現在我們知道，如果你打破一個原子，會發現它是由更小的單位所組成，是由三種不同的次原子粒子被磁引力拉聚在一起所形成的：原子的最中央，也就是原子核，是由一團**質子**（帶正電的粒子）和**中子**（不帶電的粒子）構成，被電磁場引力拉向原子核並且繞著原子周邊運行的帶負電粒子稱為**電子**；每一顆原子的核心都有正電荷，其周邊有負電荷圍繞。

生命由這些基本粒子繼續進化得更複雜。成團的原子稱為分子，由分子構成單細胞有機體，然後是多細胞有機體，由此開始發展出細菌還有動植物等生命體。動物繼續進化成有智力的生物，例如海豚與原始人，最終進化成人類。

科學與靈性傳統都觀察到，生命永遠在進化，成長與變化是所有生命的本質。在人類之中，進化還在持續著，我們發現有些人就某些層面而言較為進化、更有覺知和意識，比如特斯拉、愛因斯坦、甘地、德蕾莎修女、曼德拉、達賴喇嘛或古儒吉。

我們可以說這些靈魂的運行方式遠超過人類常態，但是看看人性從石器時代到數位時代已經進化了多少？我們已經進化成智者、大師、聖哲、開悟的佛陀、能夠自我實現的存在，在這一刻，我們不必煩惱開悟，但我們有興趣探究自己的核心是誰，然後變成更活潑、更有活力、更有力量的存在，成為最高等進化版的自己。

為什麼要一路追溯到我們被創造的時候呢？因為無論人類變得多複雜、多高意識，我們的進化依然可以一路追溯回這些初始的原子，這些小小的原子和你，都是由相同的源頭能量所創造。確實，你所稱的「你」不過是充滿能量的極大量原子聚集而成，一百兆個原子聚集起來，形成你的身體的單顆細胞，而人體內有三十七兆個細胞——你算算看！

✧回歸你的核心

這之所以如此重要，是因爲你就像任何結構複雜的整體一樣，都是你的各個部分的反映。你是我們所稱的大宇宙，這是可以一路追溯回古希臘和古印度的科學理論，意思是，就某種層面而言，你這個整體的結構與你的最小構成元素的結構相同，這是眞的：一顆原子是由能量構成。你是由許多兆的原子構成，這代表你就是能量。希臘人和印度人說反之亦然：微觀是宏觀的反映，意思是次原子世界的結構反映出人類的結構，而人類反映出整個宇宙的結構。

看看在最小層次構成「你」的元素，你就會知道身爲整體的你是誰。你所稱的「我」與原子有相同的基本架構，原子聚在一起構成細胞，細胞構成你的組織和器官，組織和器官構成你的人類身體、心智、理智、

在我的核心之中，我是誰？在我的本質之中，是什麼讓我成為「我」？如果有的話，我和我生活的這個世界中其他所有存在的共通點是什麼？這些不是空泛的哲學思維問題。

記憶和靈性。如同我們不斷提到的，正如原子中的質子，你的核心就是正能量。這是一股吸引的力量，而不是排斥的力量；這是一種磁力，幫助我們創造、吸引還有顯化我們人生中想要的事物。

再深入一點思考。根據吠檀多的說法，創造出大爆炸的能量早已在某個泡泡之中以活躍的狀態顯現，這種活躍狀態在泡泡中製造壓力，然後泡泡爆開了。大爆炸沒有創造出能量——能量一直都是能量。爆炸之後，能量之中的某樣東西創造了物質與生命，從次原子粒子到細菌，再到你和我。問題是，能量之中的什麼東西讓這個創造發生了呢？這整件事是如何發生的？泡泡中的能量最一開始打哪兒來？生命的初顯從何而來？

我沒有答案，科學家也沒有答案。不過，數千年來，遍及全世界的神祕主義者都說，爆炸而創造出所有事物的這股能量並非冷冰冰、機械性、隨機的力量，他們說它是一股動態、有脈動的場域，充滿生命本身的智慧與力量。此外，聖哲說這個力場的特性是創造、滋養、轉化且永遠支持著生命，它是名爲愛的物質……不是情感上的愛，而是愛的法則本身。

這就是創造出原子的能量，而原子構成你的一切。你不只由原子的這些物理單位所構成，你的原子，還有你，是由能量場與智慧構成，我們稱之爲「源頭力量」，這股力量蘊含了所有可能性。

宇宙中的一切都源於此，它是充滿動力的愛與生命的場域，透過你來抒發它本身還有它的智慧，透過你。這股能量由其本身創造出一切，因此，所創造出來的一切都與創造的源頭有相同的潛力。這股能量是創造者，也是創造物，更是創造力本身，你是由同樣這種物質及同樣的潛力和力量所構成，你是這股美麗而輝煌的能量的來源，在你內在，有創意的來源還有創造的能力。我說得夠清楚、夠明白嗎？你是你的生命的創造者，或至少是共同創造者。

如我們先前討論的，我們可以在嬰兒身上清楚看見這股源頭力量。小朋友充滿活力和朝氣，他們的每一分存有都洋溢著喜悅、愛和興奮，小朋友不僅是物質所構成，而是有更多的能量與愛，他們有無盡的能量還有與生俱來的覺知，這是小朋友的本性，也是你的本性。你與生俱來的本性從未離你而去，生命中的事件掩蓋了它，就像雲朵遮住了太陽。對某些人來說，這些事件是如此強烈、如此戲劇化，雲朵彷彿是颶風一般，得花一些時間才能讓陽光照進來，但是陽光總會閃耀。

回到原子的能量組成，記住，你的中心是正能量，它是你的本質、你的本性、你的核心、你的原子核。你已經知道一顆原子能有多大的能量——只要想想原子彈就知道了，那是在你核心之中的力量。圍繞著原子核的電子只是你的周邊結構而已，負電是整體的一部分，但不是中心。當我們把注意力集中在負能量上，它就會增長——因爲我們有潛力，所以只要把注意力和能量放在什麼上面，就會把它創造出來，因此我們會創造出更多負能量。當我們把覺知放在負面的事物上，我們中心的引力就會離開我們存在的核心並且散漫到周邊——進入過去與未來、制約式思考、限制性心態、排斥與渴求的思想與情緒之中，這就是我們的整個身心系統體驗到的壓力。當我們把注意力固著在負能量上，結果就會創造出更多負能量。不需要批判負能量，相反地，只要保持覺知，知曉無論感到多困頓，使我們困住的並非我們的核心本質。

無論感覺有多強烈，負能量永遠不會比正能量更有力量，這不是原子運作的方式！如果你衡量電子的質量，你會發現它遠比質子要小得多。事實上，質子的重量是電子的一千八百三十七倍——這是一分錢硬幣和一顆保齡球的差異！同樣地，你的正能量也遠遠比你的負能量還要強烈、還要有力。這對你的人生而言意味著什麼呢？這表示當你本著你的存在的核心來創造和設計人生，會比本著周邊結構更有力量。

當你本著你的存在的核心來創造和設計人生，會比本著周邊結構更有力量。在這整本書中經歷的這趟旅程，就是要把我們的周邊結構一層層剝開，回到核心。

在這整本書中經歷的這趟旅程，就是要把我們的周邊結構一層層剝開，回到核心。我們已經知道，本著周邊結構（被制約的心智）行事會消耗能量並且對整個身心系統造成壓力，進而產生更多負面思想與情緒，把我們推離核心更遠。但是，無論我們已經離開自己的核心多久時間，永遠都能夠展開回到真實本性的旅程，那趟旅程是自我主宰和自我實現的道途，無論是否使用吠陀傳統的修習方法或任何其他的修行方式，你正在做的事情是**摘下被制約的心智的面具**，就像剝洋蔥，**直到剩下核心為止**。古人所知的驚人奧祕就是：當我們與自己的生命力連結並且增進生命力，洋蔥皮就會自動剝落。

在旅途中，我們與生俱來的生命力會引導我們、給我們動力。在對內在世界進行科學性觀察的過程中，聖哲由他們的存在的最外層開始，順著生命力的河流，一路向內到達最核心之處。當他們抵達核心，發現到這片意識之海是超乎想像的深遠、有力量，但它與河流無異。生命力與意識是一體兩面：陰性與陽性、夏克提與希瓦、生命的有形面與無形面。

兩者都是由水（氫與氧的粒子）構成，河流匯入海洋。他們觀察到這份意識——也稱爲純淨意識或智慧——不只是空泛、冷漠的力量，它有薩其阿南達的特質：不變、活潑、至福的覺知。

✧你既是粒子，也是波

現在我們回頭來看看原子的結構，這次會更深入一點。就我們從科學角度對於世界進化的理解，已知道任何一個原子、粒子，並不單純是一個粒子而已，它也是一種波，物理學家已經以知名的「觀察者效應」證實這點。意思是說，當一個粒子被觀察——當觀察者把注意力和覺知放在它身上——粒子就會表現得像個粒子，也就是說它會占據空間並且有質量；但是當觀察者看向別處，粒子會立刻崩解成波，也就是說它的表現會更像純能量——沒有質量，也不會占據特定空間。波以未顯化的形式存在，是可能性的場域中純然的潛力。

聖哲也將這個可能性的場域稱爲「統一場」或「意識」。他們認爲統一場是一切生命的最基礎，這個全知的場域蘊含所有資訊，曾經有過、可能有和將會有的一切。聖哲所說的「統一場」可能就是科學家所稱的奇異點，或是難以理解的「萬有理論」：科學苦苦追尋、在所有現實之下的單一力量。我很樂意以科學的方式探索這個統一場的基礎，但對我而言，這就好像魚想要認識海洋，就必須身處海洋之外，才能認識自己和海洋，這是不可能的事。魚必須依附海洋成爲共存的一體，沒有海洋，就只剩下一條死魚；但是不管有沒有魚，海洋都能繼續存在，它只會變平靜，比較少有流動與漣漪。

統一場把所有生命連結起來，成爲單一、不可分割的整體。當宗教與智慧傳統提到「合一」——吠檀多稱之爲不二論——談的都是這個意識統一場的某種版本。如果一個粒子是一滴水，波就是「海洋」這個場域中千變萬化的個體或事件，你既是粒子，也是波，是海洋中的一滴水，也是海洋本身。你是個別、獨立的存在，也是與生命整體密不可分的一部分。

我們很容易忘記這份相互依賴與相互連結。由於尋求個別性，在我們被制約的分離主義觀點之下，我們忘記自己生命中的一切都與其他某個人或某件事有所連結。單純的現實就是我們依賴彼此才能生存，單純的進食動作牽涉到整個生態系，必須有人播下種子，有人照料它、培植它、運送它、販賣它、購買它、烹煮它、吃掉它，然後透過體內腸道微生物系的幫助消化它。

當我們剛來到這個世界時，一切行爲舉止主要本著意識統一場的引導，我們還沒有認爲自己就是這個身體、這樣的教養方式、這樣的人格、這樣有限的身分，我們不會用分歧、隔離、恐懼和限制的眼光看待事物，而是以意識場關愛而廣大的特質（薩其阿南達）來看待事物。這就是我們要回到的狀態：回到我們核心的本貌，回到我們出生時的狀態。

現在你明白，當我們談到能量，也是在談意識，它們是同一件事；當你增進自己的能量，你也是在擴展自己的意識。把焦點放在能量上，是因爲透過物理過程比較容易觸及和控制能量，結果是它會改變我們的意識。當我們的能量增長，我們就會更接近統一場；當能量從粗略、外在的形式轉爲更精微的顯化方式，我們就會朝向意識的力量和特質邁進。粗略的能量以物理方式顯現爲質量，在心智中，則以分歧感、負面情緒、不接納、關於過去和未來的念頭顯現，簡言之就是一切讓我們覺得自己渺小的事物。這份能量以精微的方式展現，就會是歸屬感、愛、擴展、正能量、清晰、接納、存在、彈性和合作，這就是聖哲所說的「大心智」。

當能量增加、意識擴展，我們就變得越來越有力量，還可以取用越來越多原子核心的正能量。

✧從石器時代到量子時代

隨著人類意識進化，我們對於世界的理解也由只有粒子的觀點轉變成更寬廣的觀點，而可以接受粒子與波的二元性。

就大部分人類歷史來看，西方社會主要以粒子的概念來理解現實，想要了解無形，我們必須從有形世界先開始。如我們所知，科學的開端是人類開始觀察身邊的物質世界，歸類與劃分所見的物體，並做出解釋與預測。這很合理：睜開眼睛，我們看到的是外在，那何不對所見的事物建構意義呢？不過，在東方社會中，科學與靈性並行運作，有人問：「這是什麼？」然後另一個人問：「我是什麼？」科學所止之處，靈性便補足。在西方社會，這兩者涇渭分明，科學家把腦袋與心靈分得很清楚。

西方科學家從肉眼可見的物質元素開始研究生命，然後才往更精微的部分進行。牛頓開啓了粒子物理學，他說：「一切都是物質。」我們所見、所聽、所觸、所感覺即是生命中的一切。此時，我們以物質、分歧、分化、多重性來理解一切。宇宙被視爲像一部機器的實體，依據一套物理定律機械化地運作。

牛頓宇宙論對於生命的詮釋是有限的，但是卻爲科學往更精微的部分進化拉開了序幕。在牛頓之後，愛因斯坦超越了物質，以能量、光、時間和空間來看待生命。普朗克和波耳這些科學家接續愛因斯坦留下的理論，並且開始從量子層次觀察現實，就進入到波動函數、統一場，以及觀察者效應這個概念，事情開始變有趣了。觀察者效應證實，觀察者的覺知塑造出可被觀察到的現實，至少在次原子層次是如此；科學家開始注意到，當我們的意念和注意力放在某件事物上，我們眞的在創造出那樣事物，我們的意識基本上在塑造出我們所體驗的現實。

從牛頓一路到有關意識的新興理論，都反映出印度神祕主義者千年來依據他們對心智內在世界的研究所說的一切。正如人類在我們所理解的物質世界中已經進化，在內在之中，我們也由原子、牛頓宇宙論詮釋我們是誰的觀點，進化到更深層的狀態——在我們的本體各個分開的部分之下，有統一的實相。

我個人曾經親身體驗到由粒子轉化爲量子這件事。在我比較年輕的時候，正如許多人一樣，我把自己視爲我的身體、我的角色（身分）、我的思想和情緒。我的身分只是我可以見到、聽到、摸到還有看到的東西而已，但是當我的覺知開始擴展到生命更精微的層次，我就再也回不到過去看待世界的方式了。我的生命經驗變成我的證據及指南，我看見自己是如何與其他一切人事物連結，儘管我沒辦法眞正了解這部分的我

「我是誰」對我來說仍然是個謎，但我知道「我是誰」遠遠超過我的眼光所見。

到底是什麼，但有一部分的我不知怎麼的超脫了我的形體、我的角色（身分），甚至是我的人格。

「我是誰」對我來說仍然是個謎，但我知道「我是誰」遠遠超過我的眼光所見。想想億萬兆的細胞以完美的和諧狀態協調它們的活動，創造出讓你能夠活著的這個身體系統——每一刻都在協調你的呼吸、你的心跳、你的神經放電——難道這樣的奇蹟只是自然的一個隨機意外事件嗎？這只是牛頓宇宙論的有限思考方式。在每次吐納之中，都有能量與智慧在其中，想一想：你需要能量才能吸氣，對吧？所以呼吸或是能量，何者先存在呢？要把氣吸進去，首先肺臟要擴張——而不是相反過來，氣吸進去讓肺臟擴張。肺臟的動作先開始，但是什麼讓肺臟擴張的呢？這個動作是什麼？是能量，也是智慧。這股能量之中有一個知曉，驅使肺臟擴張、讓氣吸進來，還有驅動心臟跳動。你的心臟總在你的胸腔裡跳動著，但是什麼讓心臟跳動呢？跳動本身就是生命力，你的心臟需要能量收縮還有舒張。

量子觀點讓你把注意力從你的身分當中分化、原子化的部分，轉移到更大、統一的整體，也就是你的眞實自我，甚至轉移到更大的整體上，而你是這個更大整體的一部分。你知道在被建構的一切（包括你）之上的這股基礎力量就是一個意識、能量、全知和純然創造力的場域。如果（只是假設）你可以把你自己看作這股更大的力量的一部分呢？如果你可以看透粒子而看見粒子之下的波動呢？一切都會改變！你會看見連結，而不是分離，你會看見潛力和可能性，而不是固著的觀念。

✧改變看待事物的方式，就改變了生命中的一切

當意識進化，或者用另一種方式說，當能量增加，我們就會變得更加有力量，而能與生命共同創造。在你的周邊，一切只關乎存活和競爭，你只能在有限的思考方式下進行創造；但是當你離核心越近，喜悅和慷慨都會開始增加，感恩也會加入，清晰升起，我們正在往意識更高的表現邁進，這也需要更多的能量。當我們朝向自己存在的核心邁進，最大的轉化就是會開始看見與擁抱生命的連結性。

達文西畢生致力於將藝術與科學融合，我很喜歡他說的這段話：「發展你的感官——尤其是學著看見，意識到所有事情都與其他一切連結在一起。」學著看見就是我們現在正在做的事，當我們改變看待事情的方式，就會改變我們生命中的一切。

古人非常清楚生命的每個部分都以完美的設計與整體連結在一起，他們告訴我們，所有事物都蘊含著比所能知道更大的目的和計畫。植物、

學著看見就是我們現在正在做的事，當我們改變看待事情的方式，就會改變我們生命中的一切。

動物、山巒、海洋、星辰、宇宙都以完美的秩序存在，儘管只是最微小的混亂，也會讓一切崩潰。樹木、花朵還有農作物在適當氣候中受到滋養，而能以最快的速度成長，你我也是如此。爲什麼我們身爲人類要讓自己脫離更偉大的宇宙計畫？因爲我們擁有選擇的自由，所以我們會這麼做，但這不表示我們在這個計畫之外。如果我們能夠看見更大的計畫，如果我們能夠明白我們全都連結在一起，那就能發現自己眞正在尋求的是什麼——成爲更偉大事物的一部分。

毫無疑問，一定有一股具有智慧的力量在驅動一切，它是遺傳學的遺傳學。我們必須帶著驚嘆看看四周，看著發生在身邊一切生命的奇蹟；我們必須擴展自己的心態，放眼全局，然後就會在植物界看到這一份內在智慧顯現，比如光合作用如何運作、蜜蜂如何爲植物授粉。大自然中的一切都有同步性、一致性與和諧，沒有人爲的破壞干擾——即便有那樣的干擾，最終也會再恢復平衡，成爲生命進化與連貫的自然驅力。

當你擴展觀點之後，就必定會覺醒，看見眞相就是一切都息息相關、相互連結。還記得我們做過的練習嗎？你盯著眼前的事物，但同時要看穿它？差不多是同樣的意思。當你把覺知打開而進入更深層，也就是進入生命無形的實相，你就會開始超越個別粒子而看見其中的波，不只有人類，而是大自然中的一切都以一張複雜而互相連結的網交織在一起。

禪學大師和瑜珈行者好幾個世紀以來都在談論這些，而最終科學家也承認生命互相連結的眞相。在一個知名實驗中，荷蘭物理學家把兩個質子放入一個空間中相對的兩側，他們發現，當他們對其中一個質子做了某件事，也會影響到另一個質子——就在那一刻，甚至不是十億分之一秒之後。那個影響不用考慮行進的距離，甚至不用想什麼東西以光速行進需要多長時間，不論你像物理學家一樣稱之爲「非區域性」，或者像智者一樣稱之爲「互連性」，我們都是在談論有一個統一場將所有生命連結成一個不可分割的整體。這就是爲什麼對兩個質子的影響會發生在同一刻，這就是同理心如何被引發，讓我們能夠感受到其他人的痛苦，彷彿自己感同身受。

生命的連結一直都在，但是當我們的自我認同一直以分離爲基礎，就沒辦法看見這份連結。當我們的自我認同建立在生命的原子觀點，就會把自己是誰限縮在性別、種族、宗教和職業上。但若你眞正去感受，即使在你以所有的角色形容自己之後，你會感覺到應該還有更多。我們所認爲的自己無法讓我們眞正感到完整，因爲我們漏掉了自己的意識，而那是我們最深層的核心，它比任何其他我們自以爲是的身分都更加巨大。

小朋友自然而然就會由擴展的「我」行事，但是大人的心已經限縮在工作、家庭、過往、所有物還有念頭上——再次強調，這些是牛頓宇宙論的觀點帶來的分離、多重性還有固著觀點。算了吧！該放下已經被證明不完整的理論了，歡迎來到二十一世紀——接受從量子觀點看待生命，並且擴展你對於自己是誰的觀念。

✧ 與大心智連結

當你意識到，超越所有角色和故事，在你內在有更深層的東西，你就會深入核心的意識，進入大心智的力量之中。結果，能量就會大爆發，你會感覺自己無敵了！你會意識到所有這些你視為身分的有限事物，都是會改變的現象。當你能夠立基於牢固且不變的身分上，而不是如流沙般稍縱即逝的角色，氣就會增強。人生中的每一種身分都是會改變的，但意識不會改變，這份長青的特質就是薩其阿南達中的生命力。意識從你的角度看待事物，扮演著所有這些角色，卻不為角色所動。記住，對立的事物建立彼此的價值，所以不變、永恆的參考點是你了解「改變」唯一的方式，如果你能夠覺察到自己內在有某部分不受所有的艱辛、創傷、鳥事給影響，就能解鎖一股巨大的能量。

想要回到較大的身分，**你必須隨時檢視鏡中的自己**——這又是之前已經討論過的練習，看著但同時也要看透，看透你身上穿的衣服、你的臉部五官、你的頭髮和皮膚，直達你的雙眼之中，把你的視線切換成只看一隻眼睛，再看另一隻。一開始你會想要避開視線，但是只要繼續練習，你就會發現自己有意識地來回看兩隻眼睛。某一刻，你會開始意識到，自己是潛藏在雙眼之後的某樣事物，某樣可以深入看透的東西。同樣的問題再度升起：我是誰？別急著思考這個問題，慢慢來。你可以看見，有某個部分超越你看待事物的方式、超越你人生中體驗過的事、超越起起伏伏的事件嗎？在你內在，有某個更深層的部分，某個不會改變的部分——大我。

即使身體經歷生、老、病、死的循環，有一個非常有力量的方法可以讓我們連結到自己不會改變的那一部分，做一個快速的心理練習，你就能感覺到它。帶你自己進入靜心的旅程，回到你還是四歲小孩的時候，盡可能清晰生動地想像當時；然後想像你八歲的時候、十二歲的時候、十六歲的時候，以此類推，最後你會回到你現在的年紀，並且知曉你現在是誰。然後，你超越現在，想像你自己在幾年之後、又過了十年之後，以此類推，直到你臨終的那張床上。

這個練習可以非常有力量，如果你投入能量並且專注於此，你會體驗到我們一直以來討論的這個核心本質、這股正能量。

那個笨拙又扭捏的十四歲的你，可能看起來和有自信又成功的三十歲的你很不一樣，但是難道這兩者之間沒有某些相連的本質嗎？當你想像八十五歲的自己坐在門廊下的搖椅上看著世界流轉，你沒有看到那份本質嗎？事件來來去去——伴侶、心碎、失敗、成功、喜悅、失落，你是否看見，那些事件以某種方式影響了你，但也許你是超越這些影響而存在？經過這些起伏，有某樣東西恆久存在，你的某些本質依舊不變。

一切都連結在一起。當你連結到你自己更深層的部分，你自然也會與周遭的世界有更多連結，最後，我們眞正追求的是成爲整體的一部分。**在你覺知到自己是一個單元，與生命中的一切連結在一起的那一刻，你核心之中的能量就會覺醒**。當你能夠擁抱生命的多元性與合一，你就能夠擁抱整體，整體就能使意識的脈動以及純淨能量更加覺醒。你會由內在感覺到更有力量、更有信心、更輕鬆自在，你會看著自己的生活然後說：「這是我的生活現在的樣貌，但是一切都會改變。」

把你的注意力放在生命的波動上，會在細胞的層次改變事物進入你內心的方式。你正在打裂冰山，讓海洋能夠流過；你正在超越冰山，進入海洋本身。你會發覺，透過你自己的思想與行動，你有使海洋移動的力量。這對我們的思想、言語還有行動有漣漪效應，就像蝴蝶效應：在亞馬遜雨林振翅的蝴蝶會導致另一個大陸幾週後的風暴，巨大而複雜的體系中有小小的改變，也會對這個體系的其他部分觸發巨大的影響。你是比蝴蝶更有力量的存在——只要想想你能夠讓自己的思想、感知和行動改變多少就知道了。

✧ 你所見的是你自己創造的

無論你有沒有注意到，你就像蝴蝶一樣不斷拍打翅膀，不只影響和創造你的人生，也影響和創造你周遭的生活。你正在創造和影響現實——不只以你的行動，還有你的思想。**你的**

世界是由你的感知創造出來的。

聖哲說，你所見、所觸、所感覺的一切不過是幻相，因爲這一切都只存在你的腦海中。科學證實這句話就某種程度而言是真的，但早在好久好久以前他們就說過這句話了，在所見的有形現實之下，有無形的實相存在。

現在，我們知道這個物質世界並非真相的全部，它只是真相最表面的部分，如果你可以看透這層表面，還有好多好多你可以創造的事物。比較看看，一個平凡人和一個金匠會如何看待珠寶。當你看著自己的珠寶盒，你可能會看到一只手鐲、一只戒指、一條項鍊和一對耳環，它們都是個別的物體，但從另一角度來看，它們同時也都是由相同的物質——黃金——所構成。戒指或項鍊本身有價值，但是金匠的特長就是不只把這項珠寶看作一只戒指，超越單一可能性，金匠可以把它看作帶有各種可能性的一塊純金。我們的觀點比較受限，我們一輩子都被訓練要運用理智來歸類、判斷及區隔事物，導致我們的感知局限在可以看到、摸到的東西上，所以我們再也看不到黃金。不過，只看見戒指沒有什麼不好，但這不是真相的全貌。當我們可以感知到的比眼前所見更多，就能創造出更甚於眼前所見的事物。

一切都是感知，這是我們唯一知道的真相。我們在人生中所體驗到的一切只是我們感知的結果，我們所體驗到的世界是相對的：我們必須把一切與其他事物比對，才能知道它是什麼，硬與軟、熱與冷都是相對的。因爲你相信你所看到的，只要你相信，它就以那個方式存在；你的注意力放在哪兒，就會在你的人生中創造出什麼。所以，如果你的感知不一樣了呢？如果你看到手鐲的時候，能夠不只看見手鐲，同時也看見黃金呢？那你就能重新設定手鐲的潛力，使它成爲一只手鐲，或者成爲純金；當它是黃金，你就能把它變成一條項鍊、一對耳環，或者其他任何東西。

如果想要的話，也可以把它變成一個門把！

如果你透過「我沒辦法」的濾鏡看待世界，那你就眞的沒有辦法；如果你把自己看得「渺小又有限」，那你就是渺小又有限。如果你覺得自己很優越，你會貶低其他人，然後把所有能量放在競爭和獲勝上面；如果你覺得自己不如人，那你永遠都會是一個受害者。**我們的觀點就是我們的選擇，因為相信，所以創造，如果你相信自己做不到，那你就做不到**，你爲了什麼原因而做不到或不做並不重要。

試著轉化每一個信念是很吃力的工作，所以何不直接把你自我認同的核心轉變成「你是無所不包」這樣的信念？如果你把自己視爲無窮無限的力量、智慧及潛力，有生命在你的背後無條件支持，使你提升，那你就能夠把整個世界看成你的創意遊樂場。你可以運用創造力，把你自己塑造成任何你想要的可能性。

這趟旅程是關於看看四周並且慢慢意識到：**我所見、所觸、所感受的一切只不過是部分真實**。這不過是硬幣的其中一面，對我而言，還有比我所知、所見、所觸、所感覺更多的事物。

當你對自己抱持最有力量的信念，並且本著這個信念行事，宇宙中的一切都會在你背後支持你。

自我主宰是學習有智慧地運用這份感知的力量來與生命共同創造世界，當意念清晰且覺知提升，分子結構都會自行重組成我們想要的樣子，那就是自癒發生的時候，那就是你讓事情顯化的時候，那就是生命爲你而來，而不是你必須苦苦追求它的時候，那就是奇蹟發生的時候——奇蹟不過就是**強力的意念**搭配**提升的意識狀態**罷了。

在自省的最後一刻，我鼓勵你問問自己：**在這個稱為「生命」的無限可能的場域中，你會創造出什麼？**

我鼓勵你問問自己：在這個稱為「生命」的無限可能的場域中，你會創造出什麼？

〈後記〉你尋求的一切，早就在你內在

生命力眞正的旅程是由「我」向「我們」邁進，這是我們身爲人類團結的力量，是在每個人內在整體、平靜與潛在的力量，是我們、是你本然的愛的振動力量。你越享受愛、平靜、圓滿，就越朝向你眞正身分的核心邁進，這股能量就越能感染每個人。起點就是你。

從「你是一個不完整、分離而需要改正的存在」這個信念解放，你就能夠意識到自己實際上多麼有力量、多麼崇高。你不僅僅與自己更有所連結，而是與全人類更有所連結，帶著這樣的覺知和工具，本著你的眞實本性而活，就能毫不費力地待人如己。愛、平靜、感恩，還有知曉你是整體之中非凡而必要的一部分，最終這些會變得自然。

探尋自我的旅程使人興奮，但也令人謙遜，不管我們同不同意，這是所有人一起參與的旅程。無論我們多有名、多富裕或多有權力，每個人心中都渴望自己是某個更宏偉的存在。外在世界永遠無法滿足這份渴望，最終，這份渴望會啓發你尋求自己內在的偉大。

我們所尋求的位於內在。愛、被愛者和愛人者，皆於內；創造者、創造力和創造物，皆於內；成就、成就者和成就之力，亦皆於內。生命的完美存在你內在，生命的完美正如你。別再沉睡，覺醒吧！張開你的雙眼並運用這份力量，看看你尋求的一切毫不費力就是你的，因爲它們早就在你內在。

我想鼓勵你追尋自己的夢想，彷彿沒有什麼事是做不到，彷彿你追尋的一切事物唾手可得。你的心智、你的心靈、你的雙手需要展開，並且願意放下你寶貴生命緊抓不放的「敝帚」。

科技不斷發展，但人類核心價值卻不斷萎縮。我們想要有所成就的瘋狂文化帶來壓力和焦慮，帶走了我們能夠拯救自己和世界的一件事——對自己的信任。這份深刻的知曉，讓你在喜悅及面對挑戰時，都能夠運用自己的力量和潛力，它會從內在散發到整個世界，不僅是你自己的生命，也會成爲這個星球上的生命的引爆趨勢。再強調一次，起點永遠都是你。

你要打從心裡知道，永遠都有可能做出改變。

在此暫時再回到科學的語言。研究顯示，我們可以透過改變自己的行爲、生活方式、思想和情緒，來改變自己的大腦及基因表現，這稱爲神經可塑性：大腦終生都可以形成新的神經連結，而有這種驚人的自我重組能力。吠檀多教導我們，透過向內觀照，你就能對大腦和感知產生最大的影響。你必須決定放下過去，你必須決定放下未來可能發生的事，放下讓你存在但不是活著的概念和信念，放下排斥和渴求的慣性心態。任何時候，只要你放下，你就是同意打開死腦筋，你正在使冰山融化，你會順著生命能量的河流，回到意識的海洋。

要達到這個狀態有一個簡單的方法，就是讓事情以當下現刻的方式出現，而不是你希望的樣貌。要願意如水般流動、順應，依循生命爲你指引的道途而流動及改變方向，願意既堅強，又兼具溫柔。

大腦無法改變大腦，心智不能改變心智；賦予你生命的大能，正是能夠改變及增進生命所有層面的力量。與生命的源頭連結，使之成爲你的眞實身分的核心，你自然能夠與源頭帶有相同的特質。別把這件事當成遠大、遙不可及的目標，就從某處開始，就從此時此地開始，當你有機會去愛或去隔離你自己，請擁抱愛；即使跨出制約的舒適圈會讓你感到不自然又痛苦，當你有機會成爲施者或受者，請成爲施者。在這小小的一刻，在最小的選擇之中，你都可以發自核心行事，冰山的裂痕就開始顯現。光透過這些裂痕照耀進來，隨著時間流逝，你會從冰山鑿下一大塊，讓它落入海洋之中；你會開始看自己不是一塊硬梆梆的冰，而是水，是氫與氧，是質子與光子；你會發現海洋的力量就在你自己心中。在未知的某一刻，你會發現自己活在充滿各種可能性的場域，這份能量和智慧充滿愛，遠遠超過你所能承載。

這是我對你的祝福：**你所過的生活受到生命本身愛的力量提升與滋養，這份一無所求的生命力量只求為你所用，並支持著你**。你能夠帶著這份知曉而活：**這股生命的力量並未與你分離，它就是你**。不僅爲了你自己，還爲了將追隨你的腳步的人，你可以自由並有智慧地運用無限力量去創造，以及塑造美好、有目的、連結並且眞正幸福的生活。

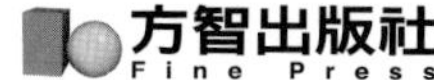

www.booklife.com.tw reader@mail.eurasian.com.tw

新時代系列 188

生命力！解鎖人生密碼：當王牌律師遇見心靈大師

作　　者／羅詩莉・帕特爾（Rajshree Patel）
譯　　者／邱文心
發 行 人／簡志忠
出 版 者／方智出版社股份有限公司
地　　址／台北市南京東路四段50號6樓之1
電　　話／（02）2579-6600・2579-8800・2570-3939
傳　　真／（02）2579-0338・2577-3220・2570-3636
總 編 輯／陳秋月
副總編輯／賴良珠
主　　編／黃淑雲
責任編輯／鍾瑩貞（特約）
校　　對／鍾瑩貞・黃淑雲
美術編輯／李家宜
行銷企畫／詹怡慧・王莉莉
印務統籌／劉鳳剛・高榮祥
監　　印／高榮祥
排　　版／陳采淇
經 銷 商／叩應股份有限公司
郵撥帳號／18707239
法律顧問／圓神出版事業機構法律顧問　蕭雄淋律師
印　　刷／祥峰印刷廠
2020年4月　初版
2020年11月　3刷

定價370元　ISBN 978-986-175-544-1

你本來就應該得到生命所必須給你的一切美好！

祕密，就是過去、現在和未來的一切解答。

——《The Secret 祕密》

◆ **很喜歡這本書，很想要分享**

圓神書活網線上提供團購優惠，
或洽讀者服務部 02-2579-6600。

◆ **美好生活的提案家，期待為您服務**

圓神書活網 www.Booklife.com.tw
非會員歡迎體驗優惠，會員獨享累計福利！

國家圖書館出版品預行編目資料

生命力！解鎖人生密碼：當王牌律師遇見心靈大師／羅詩莉．帕特爾（Rajshree Patel）著；邱文心譯. -- 初版. -- 臺北市：方智，2020.04
320面；14.8×20.8公分. --（新時代系列；188）
譯自：The Power of Vital Force: Fuel Your Energy, Purpose, and Performance with Ancient Secrets of Breath and Meditation

ISBN 978-986-175-544-1（平裝）

1.心靈療法 2.心理衛生 3.能量

418.98　　108021770